望将血泪寄山河

去洒东山一掊土

郭自村

狂想游乐园

曲折离奇的精神科故事

郝文才 ———— 著

中国法制出版社
CHINA LEGAL PUBLISHING HOUSE

目 录

CONTENTS

目录

C O N T E N T S

按下让地球毁灭的按键

1

"人类没救了，都得死。"

他情绪很激动，手里拿着投票器。

2

周三，我值班。晚上7点，同事们都走了。我下午吃了苹果和萨其马，再加上这大热天的，晚饭真没啥胃口。就怕晚上饿肚子，值班室里只有方便面，我想着还是多少垫点东西，就去食堂看看有啥吃的没。

来到食堂，李大厨正在打扫卫生。

我问："大厨，我今天值班，有啥吃的吗？"

李大厨放下拖把，说："放心吧，早给你准备好了。"他转身从柜子里拿出一个食品盒，里面是卤猪蹄、泡椒凤爪和酱排骨，再打开冰柜，拿出两瓶冰镇苏打水。大厨乐呵呵地说："卤猪蹄、泡椒凤爪、酱排骨，还有苏打水，都是你喜欢的。我这里有冰袋，苏打水可以给你冻上。这大热天的，吃点猪蹄，喝点冰镇苏打水，多美啊。"

我又喜又惊，问道："哟，这么多好吃的，你怎么知道我今天值班啊？"

李大厨："李护士说的啊，她说值班室里只有方便面，让我给你弄点吃的。"

我："这怎么好意思呢，要不这样吧，你先放在这里，我要是饿了就自己过来拿，怎么样？"

李大厨："行，我就给你放在这儿，苏打水我还是给你放冰箱里，喝着凉快。"

我："哎呀，李护士真有心，替我好好谢谢她。"

李大厨："什么啊，准备东西的人是我。想当初，你也是我的救命恩人，没有你，我现在是死是活还不知道呢，这些东西可是我按照你的口味精心准备的，你怎么只知道感谢她呢？"

我："对不起，对不起，向你表示最诚挚的谢意。"说完，我向李大厨深深地鞠了一躬。

3

回到办公室，我开始整理最近的病历，整理完已经夜里11点了，天还是闷热得不行，打开窗户一吹风，我顿时觉得肚子有点饿了。

"咚咚咚！"有人敲门，我走过去打开门，看见老周拿着一碗泡面和一袋榨菜站在我面前。

老周："哟，这不是老郝吗？值班啊？"

我："值班表你们有，你会不知道我今天值班？别跟我这儿装无知。"

"不是，我真不知道，我就是来借点开水好泡面。"老周说完，提起办公桌边上的水壶开始泡面。

我："老周，咋不给我带一桶面呢？"

老周："不是我没惦记着你，只有这一桶了。"

我："你可以让给我吃啊。"

老周："不是，我晚上没吃饭，你知道我胃不好，不吃东西就难受。"

我："胃不好就更不应该吃泡面啊，泡面伤胃。"

"所以啊，我不能伤了你的胃，这面还是我自己吃吧，我的胃老毛病了，不怕伤。"老周将榨菜递给我，乐呵呵地说，"要是你真饿了，这袋榨菜给你吃吧，我少吃点也没关系，别客气。"

"哦，那还是算了吧，谢谢你的好意。大厨给我留了点吃的，卤猪蹄、泡椒凤爪和酱排骨，我这就去拿，你吃你的泡面吧。"

"骗谁啊，下午我去问大厨了，根本就没剩吃的。"

"信不信由你，我这就去拿。"说完我转身出门了，老周坐在办公室里，守着泡面准备开吃。

下楼后，我去食堂拿了李大厨准备的爱心消夜，美滋滋地朝办公室走去，路过篮球场，看着繁星点点，心情顿觉愉快。抬头间，一颗流星从天空划过，我赶紧许愿。刚刚扣紧十指，还没闭眼呢，那颗"流星"竟然落到了我面前，吓我一跳，仔细一看，是一个发光的电子设备。

我朝着"流星"划过的方向看过去，住院部楼顶竟然有一个人，还在朝我招手。这可把我吓坏了，万一是患者发病了寻短见，可是会出人命的。

我赶紧上楼去，看到一个50多岁的男子穿着病号服，站在天台边。我不敢大声说话，怕吓着他，便轻言轻语地说："你在这里干吗啊？"

男子："把东西给我。"

我："这是我的消夜，你别全拿了啊，要不我分你点卤猪蹄？"

男子："把东西给我，快点。"他情绪有点激动。

我："什么东西？"

男子："你刚刚捡的投票器，是我的，快给我，快点。"

我从兜里拿出那个电子设备，看起来像一支电笔，中部有两个按键，尾部绿键发出亮光。

我："你说的是这个吗？"

男子："是的，给我，快点。"

"好吧。"我拿着投票器，朝他走过去，他警觉地后退一步，一把夺了过去。

我："你看，我给你了，咱们可以下去了吧？"

男子："下去干吗？"

我："下去吹会儿风扇，休息啊。这里热烘烘的，蚊子太多。"

男子："哼，还睡觉，马上就要世界末日了，谁还有心思睡觉？"

我："世界末日？不会吧，大家都好好的啊。"

男子："人类没救了，都得死。"

他情绪很激动，手里拿着投票器。

4

在医院里，这种情况并不少见，大都是精神分裂症患者，思维障碍是核心症状，包括思维形式障碍和思维内容障碍。妄想是最常见的思维内容障碍，85% 的精神分裂症患者存在被害妄想。除此之外，还包括嫉妒妄想、关系妄想、夸大妄想、宗教妄想、自大妄想、政治妄想等。患者大多具有无安全感、多疑、敏感、不信赖别人、不易接受他人的批评、嫉妒心强、遇事反应夸张、冷酷傲慢等个性特征。在妄想的影响下，患者会做出防御或攻击性行为。

"对，你说得对，地球没救了，人类应该灭亡，太阳系也该爆炸，全宇宙都应该毁灭。"这种情况下，一味安慰并没有什么效果，要顺着患者的意思往下说才能让他脱离自己原有的节奏，再找机会带他回病房。

"不是，光人类完蛋就可以了，关宇宙什么事儿啊？安神可不像人类这么可恶。"他在主动和我交流，这就迈出了一大步。

我："要完蛋就大家一起完蛋，谁也别想好过。"

男子："你这是什么逻辑，怎么能一棍子打死呢？万事万物都得讲究一个优胜劣汰，人类就应该被淘汰，安神才是宇宙的主宰。算了，你根本不懂，懒得跟你说。"

我："等等，你等等，既然都要死了，能不能让我死得明明白白的？我做鬼也安心啊。"

男子："啥意思？"

我："你说的这个安神到底是什么神仙，比玉皇大帝还厉害吗？

孙悟空能不能打过他？"

男子："啥玉皇大帝、孙悟空啊，安神不是神，是一个宇宙高级文明体，相较于人类，他们是神一般的存在。之所以叫安神，是因为他们和我们不一样，我们是碳基生命体，他们是氨基生命体。本来我称呼他们为氨神，氨气的氨，后来觉得不够洋气，才称作安神，听起来更舒缓暖心。"

平日里窃取脑电波、人造黑洞、星际穿越、太空战争、宇宙大爆炸什么的，我听得多了，氨基生命却是头一回听说，还真有点好奇。

我："安神为什么要毁灭地球呢？地球毁灭了你会跟着毁灭吗？还有你的家人和亲戚朋友，他们怎么办呢？"

他望着天空，沉默着不说话。我坐在台阶上，将食品盒摆在地上，打开后说道："卤猪蹄、泡椒凤爪、酱排骨，吃点？"

他回头看看，咽了咽口水，没说话，然后朝我走过来，坐在我边上，拿起一块卤猪蹄闻了闻，说："真香。"

趁他吃东西的工夫，我问道："咱们先吃点东西，吃完，喝完，聊完，再忙你的事，也不差这点时间是不？"

他用袖子擦了擦嘴上的油，看着我说道："还没过晚上12点，就跟你聊会儿。"

我俩挨着坐下，我先问了一个问题："你是怎么上来的？咱们这里可是封闭式管理。"

男子："我有钥匙啊。"

我："钥匙？哪里来的？"

男子："下午，你们的保安队长抢着泡面，屁颠屁颠跑的时候掉的，被我捡到了。"

"这个老周的钥匙真是长了脚，掉多少次了。"我摇头叹气道。

他边吃边说道："你是医生，在你眼里，我是精神分裂症患者，思维内容障碍，所说所做都是妄想，对不？"

我："客观地说，你的表现确实符合精神分裂症的症状。"

男子："我说我没病，你信吗？"

我："信啊。"

男子："得了，你肯定不信，你就想顺着我的想法安抚我，然后劝我回病房。"

我仿佛被脱光了站在他面前，惊得直出冷汗，直觉告诉我，他不是一个普通的精神分裂症患者那么简单。

我："看得出来，你一定经历了很多事情，如果愿意的话，可以和我分享，我会是一个很好的倾听者。"

他叹了一口气，拿了一块酱排骨，咬了一口，细嚼慢咽后说道："有烟吗？"

我："不好意思，我不抽烟。"

男子："好吧，反正晚上 12 点以后才能投票，还有半小时，我就跟你聊聊。我叫牛明理，干了 20 多年的环卫工，一直都是兢兢业业、任劳任怨的，虽说收入少了点，日子也还过得去。我是老来得女，那会儿闺女读小学，特别懂事，成绩不咋好，尤其是数学，经常不及格。我从不给她压力，成绩不能代表孩子的能力，我只希望她能开心快乐地成长就行。我媳妇在菜市场卖菜，家里种了一些菜，凌晨 3 点钟再去批发市场拉些菜来卖。她是老实人，不会缺斤短两，菜也新鲜，大家都喜欢在她那里买。那时候，老婆孩子热炕头，想想真挺美的。

"五年前，一个夏天，我在南大街做清洁，在一棵银杏树下的垃圾桶里捡到这个投票器。当时我以为是一支电笔。家里一直用的是电风扇，我在一个废旧工厂里看到有一台破空调，修修还能用。我想着孩子要放暑假了，装台空调孩子睡觉踏实点，这支电笔正好用得上。我刚拿起电笔还没放进兜里，四周就突然变了个样，空无一物，我像是进入了某个幻境，整个人飘浮在宇宙中，银河系尽收眼底，星星都触手可及。就在我迷惑之际，我的面前出现了一个人，或者说是一个若隐若现的影像。

"他对我说道：'你手里拿的是地球命运投票器，你有三次机会按下选择键，绿键代表生存，红键代表毁灭，如果出现两次同样的选择就视为最终选择。从你拿到投票器的那一刻开始，请在五年内做出选择，每次选择需间隔一年。如果你在规定的时间内没有做出选择，我们将默认你的选择是毁灭。每次选择后，我们会回答你三个问题。你的选择关乎地球的命运，请谨慎。'

"话音刚落，我只觉得时空扭转，斗转星移，自己又回到了那棵银杏树下，手里握着那支'电笔'，回想起来就跟做梦一样。"他看着手里的投票器，回想着当时的点点滴滴。

"当时你相信他的话吗？"我问道。

"谁信啊，我又不是二傻子。"男子说。

"那后来发生了什么？"我问。

"当时我觉得不可思议，没信他的话。回家后我就将'电笔'丢进抽屉里，没当回事。期末考试出成绩那天，我闺女拿着两张卷子放在我面前，数学 87 分，语文 82 分，全班第 29 名，这是她最好的名次。媳妇的堂姐搬新家，把他们用旧的冰箱、电视机和一辆开了十多年的二手车送给了我们，双喜临门，我们一家人乐开了花。

"我在安装空调时，在抽屉里看到了之前那支'电笔'，刚拿起来，时空又扭转了。我飘浮在宇宙中，面前又出现了那个若隐若现的影像。

"他对我说：'你手里拿的是地球命运投票器，你有三次机会按下选择键，绿键代表生存，红键代表毁灭，如果出现两次同样的选择就视为最终选择。从你拿到投票器的那一刻开始，请在五年内做出选择，每次选择需间隔一年。如果你在规定的时间内没有做出选择，我们将默认你的选择是毁灭。每次选择后，我们会回答你三个问题。你的选择关乎地球的命运，请谨慎。'

"'好吧，第一个问题，你们是谁？'

"'我们是宇宙高级文明体，比你们早出现5000万年，和你们碳基生命体不一样，我们是氨基生命体。氨和水一样，都可以以自身为基础形成化合物，并形成生物架构。'

"'第二个问题，你们为什么要毁灭地球？'

"'低端文明的急速扩张正在肆无忌惮地破坏宇宙生态，这些文明极具毁灭性且对生命和宇宙毫无敬畏之心。任由其发展只会浪费有限的宇宙资源，威胁高等文明的生存环境。所以我们制订了低端文明清除计划，清除低端文明，将其所在星球和恒星系一并毁灭，净化宇宙环境。'

"'第三个问题，为什么选择我？'

"'拥有投票权的是最爱惜这颗星球的人，你们才有权利决定星球的命运。经过我们的评估，在这颗星球上，环卫工最爱惜地球，你们守护着地球的每一寸肌肤。所以，地球是否毁灭，你们最有发言权，决定权也在你们手里。如果连你们都觉得这个文明没救了，那么清除就是唯一的选择。你的选择关乎地球的命运，请谨慎。'

"我想都没想，就按下了绿键。按完后，我被拉回现实中，闺女推着我的肩膀，说：'爸爸，你发什么呆啊？'我没解释，继续安装空调。"

"你不是不信吗？为什么还要按下按键？"我疑惑道。

"我就是想让那些东西知道，生活这么美好，为什么不好好活着呢？"男子说。

"对啊，生活这么美好，没有理由毁灭地球啊。"我也附和道。

他叹了口气，继续说道："一年后，孩子放暑假的时候，做完作业就跟着妈妈去市场卖菜，收钱看摊子。那天，媳妇早早卖完菜，挑着菜筐，带着闺女往回走。菜市场门口人太多了，挤不开，媳妇转身的时候碰到一辆小轿车，菜筐上的铁丝在车门上留下了一道小划痕。车上下来一对年轻男女，媳妇连连道歉，男的先是把我媳妇骂了一顿，然后就要求赔偿8000块。媳妇身上只有刚卖菜赚的100

多块，全部拿出来给他们，他们不要，非要 8000 块不可，说不给钱就要叫人过来收拾母女俩。媳妇给我打电话，话没说完，电话就被那男的抢过去扔到了河里，还动手打了我媳妇一耳光。我闺女气不过，就上前抓扯那个男的，结果被他一把推到马路上，被迎面开来的货车给撞了。我开车到现场的时候，孩子倒在血泊里，已经没了呼吸。

"那个男的跑了，调查了大半年都没有抓到人，据说是市里某领导的亲戚。我们两口子四处想办法，得到的回复都是回家等通知，然后就没有消息了。我们不甘心，依然四处打听，最后受到威胁，有人打电话说，再敢乱来就烧死我们全家。我为了给孩子讨回一个公道，不管他们怎么威胁，都继续坚持。

"后来他们的手段越来越多，在我清扫的路段扔刀片，找人刁难我，我在扫地时经常遇到醉汉说要开车撞死我；往我媳妇的菜筐里倒农药，客户吃了她的菜中毒进了医院；往我爸妈家丢死狗死鸡，大半夜敲门，把我妈吓出毛病进了医院，出院后话都说不利索，我爸跪下来求我别告了，说孩子死了可以再生一个，威胁我说再告就断绝父子关系；他们在我媳妇娘家门口倒汽油，烧死耗子，我媳妇回娘家，她爸妈都不敢开门，丈母娘说我脑子有问题，劝媳妇跟我离婚，还教她如何转移财产；亲戚朋友也都躲着我们，上街都没人和我打招呼。有一天，我和媳妇早上出门被人用麻袋套到头上，一顿毒打，我瞎了一只眼睛，媳妇小腿骨折。

"即便这样，为了给孩子讨一个公道，我还是决定继续打听消息。他们就趁我外出，把我揍了一顿。我媳妇被吓坏了，三个月不敢出门，后来神志不清，经常说胡话，说有人要害她，还说看到了闺女，还要给闺女做饭、洗衣服。那段时间，我因为要回家照顾媳妇，经常迟到，单位便以此为理由把我开除了。后来有一天，我上午出去找工作，下午回家，一进门就闻到满屋子的农药味儿，媳妇躺在女儿的床上，嘴里吐着沫子，已经没了呼吸和心跳。她就这样撇下我，自个儿走了。

"那段时间我很绝望，叫天天不应，叫地地不灵。以前我有一个幸福的小家庭，而现在却变得家破人亡。老婆孩子都死了，我就想要讨一个公道，这有错吗？"他说这些的时候看起来并没有很难过，只是眼眶有点湿润，声音哽咽了一下。

他继续说道："我处理好媳妇的后事，回到家整理旧物件。我在抽屉里看到了那支'电笔'，刚拿起来，时空再次扭转，我再次飘浮在宇宙中，面前出现了那个若隐若现的影像。

"'你手里拿的是地球命运投票器，你有三次机会按下选择键，绿键代表生存，红键代表毁灭，如果出现两次同样的选择就视为最终选择。从你拿到投票器的那一刻开始，请在五年内做出选择，每次选择需间隔一年。如果你在规定的时间内没有做出选择，我们将默认你的选择是毁灭。每次选择后，我们会回答你三个问题。你的选择关乎地球的命运，请谨慎。'

"'第一个问题，你们的科技能够让死人复活吗？'

"'我们的进化早已抛弃了躯体，氨基生命是永生的。碳基生命的复活需要在死前进行思维复刻，死后进行躯体修复，满足这两个条件，是可以重生的。'

"'第二个问题，如果我最终的选择是毁灭，地球将如何走向灭亡？'

"'我们会加速太阳的氢气燃烧速度，待氢气燃烧殆尽后，太阳将成为一颗失去燃料的红巨星，核心收缩将产生较现在高上千倍的温度，发生氦聚变，外层将急速向外膨胀，最终吞噬地球，你们称之为氦闪。'

"'第三个问题，太阳什么时候氦闪，或者说地球什么时候毁灭？'

"'这取决于你们投票的结束时间，以目前的投票进度来看，如果结果是毁灭，氦闪将在 2075 年发生。你的选择关乎地球的命运，请谨慎。'

"我毫不犹豫地按下红键，他又消失了。我根本等不了一年，恨不得立马再次按下红键，好和他们同归于尽。"他狠狠地攥着拳头，咬牙切齿。

"从那以后，你经历了什么？"我问。

"我媳妇死后，对方的态度完全变了一个样。警方通知，推孩子的人自首了，对犯罪事实供认不讳。单位领导说，之前不知道我家的具体情况，我迟到是情有可原的，让我回去上班，还给涨了点工资。"男子说。

"那你回去了吗？"我继续问道。

"回去了，媳妇孩子已经走了，活着的人还得过日子，我还要给两边的父母养老送终。这一年，我也渐渐从之前的阴霾中走了出来，父母身体也好了很多。"男子继续说。

"那你是怎么进精神病医院的呢？"我好奇地问。

"那天我在单位无意中听领导说，单位喊我去上班，是因为有人打了招呼，为的是不让我继续闹事。我接受不了这一切，就找领导去讨说法。僵持期间，我说起了安神，说安神会毁灭地球，他们一个都跑不了。后来，我被赶来的警察抓走了，单位怕我把事情闹大，所有人都说我的精神有问题，并提供了我提及安神的视频，我才被送到医院来做检查。"

我一看时间，已经过了晚上 12 点，便对他说道："已经过了晚上 12 点，你要开始选择了吗？"

他拍拍手上的纸屑，起身整理了一下衣服，说道："是的，我要办正事儿了。"

我拉他的袖子，说道："等等，这个世界上确实有很多坏人，但也有很多单纯善良的人，他们就像你一样一辈子勤勤恳恳，为自己所爱的人拼搏努力着。我无权干涉你的选择，只是请你也为他们想想，放过他们，也放过自己。"

他看了我一眼，转身拿出投票器，整个人突然愣在我面前。

几分钟后，他回过神，转身坐在我旁边。

"见到安神了？"我问道。

"嗯。"他说。

"你们聊了些啥？说说呗。"我说。

他深吸一口气，向我讲述了刚刚发生的一切。

"'你手里拿的是地球命运投票器，你有三次机会按下选择键，绿键代表生存，红键代表毁灭，如果出现两次同样的选择就视为最终选择。从你拿到投票器的那一刻开始，请在五年内做出选择，每次选择需间隔一年。如果你在规定的时间内没有做出选择，我们将默认你的选择是毁灭。每次选择后，我们会回答你三个问题。你的选择关乎地球的命运，请谨慎。'

"'第一个问题，既然是投票，那怎么判定投票结果？'

"'我们随机筛选出 99 个环卫工，他们分散在地球各处。每人一票，最终结果以超过 49 票的一方为准。'

"'第二个问题，现在的投票情况呢？'

"'49 比 49。'

"'第三个问题，如果太阳发生氦闪爆炸，人类要怎么生存下来？'

"'人类放下仇恨，同心协力，倾尽所有，带着地球流浪。你的选择关乎地球的命运，请谨慎。'"

"你按了哪个键？"我问他。

他望着天空，说道："红键。"

5

把他安顿回病房后，我回到办公室，包护士也来了，手里抱着一摞资料。我看到最上面一份写着牛明理，便顺手拿过来看了看。

这些资料是牛明理的家属和原单位提供的，当年牛明理开斗气车，逆行与对向车迎面相撞，孩子当场去世。后来，她老婆因食物中毒身亡，他精神受到刺激，进而发病，被诊断为妄想型精神分裂症。

我上网查阅了那一年的相关新闻，只有一篇简短的报道——《男子驾车逆行酿车祸，致一死一伤》，新闻很短，要素很少，当事人是牛某某，没有配图。

6

老周吃完泡面在玩手机，见我面前摆着消夜，跑过来抓起一块排骨就塞进嘴里，边吃边说："可以啊，老郝，大厨还真给你留吃的了。"

我没心思和他斗嘴，问道："老周，你说要是太阳爆炸了，我们咋办啊？"

老周吐了一口骨头，说道："你个赤脚郎中，这个问题轮不到你操心，要操心也是人家老刘的事，人家一大家子都是航天科学家，你安心值班吧。"

我拿出手机，拨通了老刘的电话，说："老刘，我给你说个事，我刚刚……"

话没说完，便被老刘打断了："老郝，我在值班监控室呢，我这边有点情况，先不跟你聊了。"

"啥情况？"

"太阳活动异常，好了好了，先不说了，挂了。"

老郝说

···

精神分裂症是一种慢性、重度心理疾病，会对个体的思维、感知和行为造成严重的影响。精神分裂症的症状分为阳性症状、阴性症状和认知症状。其中阳性症状包括幻觉、妄想、思维障碍、躯体动作障碍；阴性症状包括情感淡漠、快感缺失、意志减退、言语匮乏；认知症状包括执行力低、注意力难以集中、工作记忆出现障碍。精神分裂症患者通过药物和相关治疗可以在很大程度上缓解病情。

　　需要注意的是，不是有这些症状的人就一定患有精神分裂症，他们也有可能是短时间的情绪失控。我们不要轻易给他人贴标签，要相信医生的判断。即使身边的朋友真的患有精神分裂症，我们也要理解他们的遭遇，不去诋毁或歧视他们。我们作为患者的家人或朋友，可以鼓励他们接受治疗，对他们保持尊重、支持和友善。

黑暗森林法则

1

上午阳光明媚，医院组织病友们出来晒太阳。老周朝我走过来，悄悄往我手里塞了一把瓜子，鬼鬼祟祟道："小心点吃，院长在边上，别被看见。"

我也没打算吃，正准备往兜里装，老周突然站起来，指着我对院长喊道："院长，老郝上班时间吃瓜子。"

我哑口无言，竟不知该如何解释。

院长走过来，说："老周，你不是应该在值班室吗？跑出来干吗？擅离职守。"

老周："我……"

我开始剥瓜子吃，院长从我手里抓过一撮，也吃上了。他边吃边说："我什么我，瓜子味道不错。"

老周："你……"

院长："你什么你，回去值班。"

没过五分钟，老周又躲在墙角喊我："老郝，吃牛肉粒吗？"

反正院长看到了也没事，吃就吃呗。我走过去，接过老周手里的牛肉粒，吃了起来。

我："老周，你不会又向院长告发我吧？"

老周："不会，我刚刚是在拉你袖子，提醒你要坚守原则。"

我："那你别给我不就行了？"

老周："我不给你，别人也会给你啊，关键是你自己的立场是否坚定，我可以负责任地告诉你，你的立场不坚定。"

我："那你可以负责任地告诉院长，他的立场也不坚定吗？"

老周："他虽然吃了瓜子，但是叫我回去值班，说明他部分情况下，立场是坚定的。"

我："好吧，你怎么说都有理。话说，你哪儿来的这些零食啊？"

老周："没收的。"

我："没收谁的？你不会又去欺负新来的患者了吧？"

老周："怎么可能？我是在维护医院秩序，防止患者私带外来食品进医院。"

我："你到底在说啥？"

老周："哎呀，你跟我来。"

老周带我来到后院，在拐角的一棵大树后守着，指着不远处一个谢顶的患者，说道："你看他，等一下有好戏看。"

不知道老周的葫芦里卖的什么药，看他这么守着，我也跟着蹲了下去。

大概五分钟过后，老周拍拍我的大腿，说："来了，来了。"

只见那个谢顶的患者从兜里拿出一袋牛肉粒，朝远处招了招手，然后扔了几颗出去，一只灰色的狗闻着味儿朝他跑了过去。他正准备摸狗的头，老周赶紧冲过去，一把将牛肉粒夺了过来，说道："好啊，刘大光，又是你，怎么屡教不改啊？"

"你误会了，不是你想的那样。"刘大光赶紧解释道。

"上午才抓到你偷吃瓜子，现在又偷吃牛肉粒，你到底私藏了多少零食？"

"我冤枉啊。"刘大光摆着手说道。

"狗证物证俱在，还敢狡辩，按律当杖责五十。念在你态度端正，杖责就算了，不过东西得照例充公。"老周一本正经的样子还真像那么回事儿。

"你想吃的话我分一些给你，但这牛肉粒是我搞科研用的，不能没收。"刘大光说。

"谁想吃你的东西啊，别污蔑我。赶紧回去，不然我就告诉包护士。"老周严肃地说。

"别别别，我回去还不行吗？包护士知道了非杀了我不可。"刘大光说。

他转身欲走，我喊住他道："等等，你搞什么科研啊？"

刘大光："算了，说了你们也不会懂。"

我："说吧，没准我还能帮助你呢。"

刘大光："我才不信呢。"

"快说，不然我告诉包护士。"老周呵斥道，包护士还真管用，刘大光当即就服软了。

"好好好，我说，我在做宇宙语言学的研究。"

"啥？"我和老周异口同声道。

2

"首先，我不叫刘大光，叫刘达光，因为30岁后就谢顶了，所以大家都叫我刘大光。"刘大光向我们解释道。

"谢顶的人多了去了，你旁边就有一个，说点我们想听的。"老周看向我，说道。

"我从事宇宙语言学的研究，今天你们拿了我的牛肉粒，会阻碍科学的发展，要想知道为什么，就把牛肉粒还给我。"刘大光说。

医院里号称自己有特异功能的人不少，不过这种言辞清晰、逻辑缜密的人确实不多，所以我也特别好奇。

我："好吧，牛肉粒可以还给你，不过你得告诉我，你这个研究到底是怎么回事。"

刘大光："宇宙语言学，简单地说就是研究宇宙的语言，包括地球上人类的、动物的，甚至是地外文明的语言。"

我：“有点意思，你是什么时候开始研究的？”

刘大光：“多年前，我在外面做生意，早出晚归，特别辛苦。不过那时候的日子过得还行，哪像现在啊。有一段时间，早上出门都会有一条狗跟着我，脏兮兮的。一开始我也没在意，后来我渐渐地和那条狗熟悉起来，如果早上出门时没看到那条狗，我心里还不痛快。直到有一天早上，下着雨，我抱着个挺沉的箱子，取钱包时把钥匙摸掉了，我是实在腾不开手去捡，正好那条狗在。我左思右想，就琢磨着能不能让狗帮我叼起来。我朝狗说：‘嘿，你，给我捡起来。’它扭过头，没理会。我寻思是不是语气不够礼貌，于是又换了一个语气说：‘您好，能不能请您帮我捡起来？’它还是没有理我。这时候我突然明白了，它是狗，应该用狗的语言来交流。于是我就给它‘汪汪’了两句，结果对上了，它屁颠屁颠地跑过来给我叼起钥匙，你说神奇不？”

“和狗说话？当时是怎么说的，你现在能学学吗？”我好奇地问道。

他咽了咽口水，咳嗽一下清清嗓子，调整好状态后，压低了嗓子道：“汪。”

“就这样？”我问。

“是啊，这就是捡起来的意思。”刘大光说。

“你是怎么学会狗叫的呢？”我继续问道。

“什么？”刘大光没听懂我的问题。

“哦，不，我的意思是，你是怎么变成狗的呢？”我换了种方法问。

“会不会说话？”刘大光生气了。

“我是说，你，怎么，学会，这门，技能的？”哎呀妈呀，刚刚舌头没捋直，差点没把我急死。

刘大光盯着牛肉粒，摸着下巴说道：“这东西也没给我，我也没心思说啊。”

我赶紧抢过老周手里的牛肉粒，倒在旁边的石桌子上，说：“来来来，坐下慢慢吃，慢慢聊。"

老周气得脸都绿了，只能咬牙瞪着我。刘大光剥开一颗牛肉粒，丢进嘴里，用挑衅的目光盯着老周。

老周实在看不下去了，不耐烦道："行啦，赶紧说话，再吃我喊包护士了啊。"

"别别别，我说，我说。"刘大光一抹嘴，边吃边说，"自从那次与狗对话之后，我开始潜心研究动物语言。我的研究不是单纯的语言学研究，而是从人类起源研究起。地球形成约在46亿年前，大约在41亿年前，地球地面是液态岩浆，随着温度逐渐冷却，进入氢氧反应合成水分子的时代，同时岩浆冷却形成陆地，大量的岩浆气体下沉，形成沙漠和土壤，经过3亿年的合成积累，终于形成了大海。"

"你是不是跑题了，这些和动物语言，甚至宇宙语言有关系吗？"我问道。

"你别急啊，知识量太大，我得一步步讲给你听，不然你消化不了。我的研究需要大量的理论支持，不是胡编乱造。"刘大光剥了一颗牛肉粒，丢进嘴里，说道，"大约30亿年前，地球进入了另一个发展阶段，原始大气中含有氨、甲烷、二氧化碳、氢气、水等成分，大气中的一些气体和地壳表面的一些可溶性物质溶于水中，在宇宙射线、太阳紫外线、闪电、高温等的作用下自然合成了一系列的小分子有机化合物。在往后极其漫长的时间里，在核苷酸、单糖、脂肪酸等有机物不断的相互作用下，大约在36亿年前，才逐渐形成了原始的生命。大约在3亿年前，海洋史前鲨鱼里的一个分支进化出人类，也就是棘鱼属的原始鱼类，它们是地球上所有颌类脊椎动物，包括人类的共同祖先，我说的这些你们能懂吧。"

我是没听出任何关联，倒是老周开了窍，一拍脑袋说道："我知道了，你的意思是，鲨鱼是我们的祖宗，我们不能吃鱼翅。"

"老周，你还是吃牛肉粒吧。"他怼了老周一句后继续说道，"换句话说，最初的语言来自海洋，而后来进化出的人类、鸟类、鱼类、陆生生物等，这些生物在海洋语言的基础上进化出自己的语言，其实都是海洋语言的'方言'，同宗同源。"

"你怎么知道几亿年前的海洋生物有语言呢？"我疑惑道。

"很简单啊，每个动物都有自己的发声方式，就拿高智商的海豚来说，海豚的叫声是由鼻道中前颌骨、上颌骨以上的部分，即由气囊或与气囊相连的结构发出来的，这种发声方式很普通，很多动物都能做到。海豚发出的叫声共有 32 种，每种叫声的轻重缓急结合不同的肢体动作，所表达的意思都不一样。在 32 种叫声里，大西洋海豚经常使用的有 17 种，太平洋海豚经常使用的有 15 种，两者通用的有 9 种。而不同种类的海豚生理构造有差异，叫声也会有差异，这就是海豚语中的'方言'，也是海洋语言'方言'中的'方言'。狗、牛、羊，它们都一样。"

"那你能听懂这些动物的语言，甚至'方言'吗？"我问。

"能啊，我就是做这个的。"刘大光自豪地说。

"你是怎么做到的？"我不解地问。

"要破译动物的语言，常规来说，首先要对动物的叫声和脑电波进行对比，通过大量的数据对比建立声波模型，再结合动物当时的肢体语言和所处环境，最终判断出这个叫声的含义。在大量采样之后，最终建立语言模型，也就能听懂动物的语言了。"刘大光详细地说道。

"为什么要建立两次模型呢？一次建立完不就好了吗？"我又问他。

"不行，声波模型是对字面意思的解析，语言模型才能解释全部意思。我给你打个比方吧，咱们汉语里的一句话：'我没说他吃了你的牛肉粒。'这句话有很多个意思，比如我确实没这么说、他吃了别人的牛肉粒、他吃了你牛肉粒之外的东西、我是在暗示他吃了你的牛肉粒等，这些不是一个声波模型能够解释完全的。需要对很多肢体语言和所处环境的辅助计算，才能翻译完全。"

"好复杂，先不说计算，就说储存这些东西得多大的内存啊。"我感叹道。

"你说的这个问题正是这件事最大的门槛，所以我刚才说了是常规来说。很多人都想做这件事，但是在这一点上犯了难，因为没有超级计算机和超大存储设备的支持，相关研究就要止步了，不过也好，真正的科学本身就是有门槛的，谁都能做的科学，那就是过家家。"刘大光严肃地说。

"听你这口气，你做的是非常规技术？"我进一步问他。

"这么跟你说吧，这方面我是宇宙第一人。"刘大光毫不谦虚地说。

"你找到财团，用钱和设备突破了这个瓶颈？"我问道。

"不是，我是用技术解决了有钱都不能解决的事情。"他说。

"什么意思？"我追问道。

"这里涉及一个概念，叫普遍语法。这实质上是一种大脑具有的与语言知识相关的特定状态，一种使人类个体足以学会任何一种人类语言的物理和心理机制。普遍语法是对人类个体获得个别语法的共性原则的描述，它本身不会生成任何具体语言，也就是说，你有普遍语法并不代表你能讲各种语言，它只是生成语言的土壤。"刘大光继续说道。

"既然它本身不会生成任何具体语言，那我们是怎样讲现在的语言呢？"我问。

"那就需要将普遍语法转变为个别语法，个别语法是人出生后在一定的语言环境中学习掌握的，就像一颗种子，它在普遍语法的土壤里触发生长机制，人在语言环境的影响下通过不断的学习强化，最终掌握这门语言，能理解吗？"

"呃……"我实在理解不了。

"这么说吧，虽然你出生在中国，但出生后把你丢在英国，你长大了就说英语；把你丢在德国，你长大了就说德语；把你丢在美国，你长大了就说美语。"他举了个例子。

"美国不也是说英语吗？"

"我……我……我不就是打个比方？"刘大光急忙解释道。

"好吧，这和你对动物语言的研究又有什么关联呢？"我问他。

"有啊，人类有普遍语法，动物也有普遍语法。正如我开始所说，人类和动物拥有同样的海洋生物祖先，两者之间也有共同的普遍语法。因为所有动物和人，都是从海洋生物进化而来，相当于几十亿年前，我们是一个物种，也就是说，我们基因深处有着共同的普遍语法，随着生物的不断进化，才渐渐有了鸿沟。但普遍语法还是在的，只是物种之间跨越越大，普遍语法关联越弱。"刘大光说。

"你这说不通，就算动物有普遍语法，和人的普遍语法也不能通用吧。"我质疑他的结论。

"错，我给你举个例子，你听过鹦鹉说话吧。"刘大光说。

"听过。"

"鹦鹉本身不会说人话，但是训练之后就能做到，甚至还能和人交流，这就是在人与动物共有的普遍语法基础上刺激出来的个别语法，类似的还有猩猩、狗等动物。再给你打个比方，假如一个小孩，生下来就被狼领养了，他长大了不会说人类的语言，但他能够和狼交流，说狼的语言。这也是在共有的普遍语法基础上刺激出来的个别语法。所以，人类和动物之间的共同语法是存在的。"刘大光向我解释他的理论。

"好好好，就算是存在的，那和你的研究有什么关系呢？"我问。

"我的研究就是，计算出地球上所有生物共有的普遍语法，而不是对单个生物的语言进行研究，这样工作量就会小很多。我们在这个普遍语法的基础之上，再加以训练，就能获得不同动物的个别语法，也就能说全世界动物的语言，实现跨物种的语言交流。"

老周对此倒是深信不疑，直点头说道："有道理，有道理。"

我："你的研究对象也是在地球上的生物啊，那宇宙语言呢？"

"同理可证，宇宙起源于宇宙大爆炸，宇宙中的所有生物都是从宇宙大爆炸之后开始产生并进化的，这和地球生命起源于海洋是一样的。我们可以说，宇宙所有的生物都有共同的普遍语法，我将其命名为奇点语法。这是最原始也是最高级的语法，因为能够发现这个语法的文明，是绝对有能力将其转变为其他文明的个别语法的，奇点语法才是宇宙的终极奥义。为什么我们至今没有联系到外星人？就是因为我们没有找到奇点语法，才导致联络不上，这也就解释了费米悖论。"

老周："啥是费米悖论？"

"这么说吧，宇宙中有那么多星球，像地球一样有生命的星球应该很普遍。假如一个文明比人类文明早发展几百万年，他们就有能力游遍整个银河系，甚至整个宇宙，早就应该关注到地球了，可我们至今都没有发现外星人，发出的信号也没有回应，这就是费米悖论。我的理论正好解释了为什么我们没有发现外星人，因为宇宙所有的生物都没有参透奇点语法，更没有参透其余文明的个别语法，所以相互之间才没有交流，或者说是交流不上。不过好在我已经研究出奇点语法了，只要有一台足够强大的发射器，我就能向全宇宙喊话啦。"

"外星人早发展几百万年都没有参透的事情，让你给参透了？"我反驳道。

"就知道你会这么说，这是宇宙文明的核心科学，是文明之间交流的中枢，也是最高级别的知识，不会轻易被参透的。就像苹果砸中牛顿，他发现万有引力一样，很多事情既需要能力也需要运气，而我就是那个被砸中的天选之人。再退一步讲，就算有文明参透了这个知识，也不会轻易使用。"

"为什么？"我问。

"黑暗森林法则啊，宇宙里文明与文明之间就像黑夜里带枪的猎人，只要发现了对方，能做的就只有开枪。所以就算是有文明参透了奇点语法，能够联系到别的文明，那么面对的就是要么消灭这个文明，要么被这个文明消灭，任何一种结果都是以牺牲为代价，没有哪个文明玩得起。"

听到这里，老周简直佩服得五体投地，一个劲儿地点头。

"你刚才说，不对单个生物的语言进行研究，而是计算出地球生物共有的普遍语法，这样工作量就会小很多。所以，你计算出地球生物的普遍语法了？"我追问道。

"是的，我已经掌握了地球生物的普遍语法，我将它命名为巴别塔。"刘大光骄傲地回答。

"那你能和动物交流吗？"我问。

"能啊，你没看到吗？我在和狗交流啊，狗主动找的我，要吃牛肉粒，我就给它咯。好啦，我得去吃午饭了，就不陪你们了，再见。"说完，他一抹嘴，起身走了。

老周边点头边说："真厉害！"

我一拍他肩膀说道："厉害啥，人家骂你呢，没听出来？"

"骂我？哪句啊？"老周不解地问。

"他走的时候说，他在和狗交流，狗主动找的他，要吃牛肉粒，这不是说你是说谁？"

老周这才反应过来，边卷袖子边说："好啊，刘大光，看我怎么收拾你。"

3

我回到门诊室，和刘大光的主治医生聊了几句，了解了一下刘大光的情况。他以前自创"宇宙语言学"，研究了10多年，写过500多篇论文。曾经去中科院门口蹲守一周，就为了请专家支持他的理论，甚至要卖肾、卖血去联合国发表演说，还要争夺诺贝尔奖，不过最后都一地鸡毛。

刘大光患有夸大型妄想症。有这种障碍的人会毫无根据地认为自己有非凡的才智（能力的夸大）、至高无上的权力和地位（地位的夸大）、大量的财富和发明创造（财富的夸大），或认为自己是名人的后裔（血统的夸大）。多见于躁狂症、精神分裂症和脑器质性精神障碍。

刘大光这类患者大多性格偏执，对自己的事业有着坚定的信念，抵触专业领域的人对他做任何批评。他们狂热且执拗地研究科学，一直努力想要建立一套庞大的理论体系，但没有技术和理论的支撑，不会进行严谨的科学研究，研究成果在常人看来很荒诞。比如，有的人试图攻克哥德巴赫猜想，推翻爱因斯坦的相对论，等等。

有一句话说得特别好，妄想的对立面是科学，科学需要认真钻研，而非妄想。

4

回到办公室，我拿出手机看新闻，突然想起刘大光说的巴别塔，便打开搜索引擎查阅。

《圣经》中记载，人类联合起来兴建能通往天堂的高塔，为了阻止人类的计划，上帝让人类说不同的语言，使人类相互之间不能沟通，计划因此失败，人类自此各分东西，这座高塔就叫作巴别塔。

老郝说

夸大型妄想症，根据《精神障碍诊断与统计手册（第五版）》（DSM-5），妄想症个体通常坚信自己有一些伟大的（但未被认可的）天赋、自知力或发现。妄想障碍对个体心理社交功能的损害比其他精神病性障碍小，行为也不是明显的古怪或奇特，但有可能导致社会、婚姻或工作问题。他们对其他人没有明显的攻击行为，在生活方面也有自理能力，他们也许有能力明白其他人认为自己的想法是不合理的，却无法接受这个现实。所以，普通的心理治疗对他们来说很难产生效果。

"齐天大圣"的悲鸣

1

"郝医生，我是保安米小六，我和猴互换身体了。"

2

周五晚上 11 点，我冲完凉，刚躺床上就看到这条陌生的短信，整个人都蒙圈了。好奇心使然，便回了信息。

"你是小六？我还是你爹呢。"

"爹，我真的是小六，现在是猴子，你不信就来动物园看我。"

"我没你这样的儿子，小六在医院里躺着，骗谁呢。"

"那不是米小六，不是我，它是一只猴，它现在怎么样了？让它少吃点香蕉，多吃肉和菜。"

米小六是医院的保安，在医院里干了好些年，挺好一小伙子。半个月前在动物园被猴子砸伤了头，醒来后神志不清，一直叫嚷着要找"神医"，顿顿吃香蕉，特别迷恋爬树，还攻击人，此刻正在重症病房关着呢。

如此说来，医院里躺着的小六是有点像猴。我也懒得发信息，直接回拨电话过去，问个明白得了。电话拨通后，对方立马接了。

"喂，是小六吗？"

电话那头传来一阵叽叽喳喳的吵闹声，仔细一听又能听到"哇西咻喽，哇西咻喽"的叫喊，具体说的啥，我一句也没听懂。

"喂，小六，是你吗？"我问道。

那头依旧很吵，听不清说的啥，突然听到电话那头有人喊道："谁？谁在里面？"随即电话挂了。

我觉得多半是恶作剧，便收好手机准备睡觉，刚要睡着，短信又来了。

"你别睡啊，刚才手机的动静把饲养员引过来了，是他在喊。现在我躲在山洞里，你别打电话，我说话你也听不懂。我现在是猴的身体，人话说不利索，只能打字和你交流，刚才想说'我是小六'，能听明白吗？"

仔细回想，电话里明明说的是"哇西咻喽"，我不知道该不该相信他。这一切太不可思议了，我继续回信息。

"你是猴，哪儿来的手机呢？"

"从一个老年游客手里夺来的，我真的变成猴了，明天上午来动物园猴山找我，你就信了，头上戴金箍的猴就是我。对了，记得带上充电宝。"

"不行，今晚你必须把事情说清楚，否则我不会相信你，还会把你拉黑。"

"好好好，那你别睡，这里面的故事可多了。"

后面陆陆续续发来很多短信，大致如下。

3

半年前，小六的女朋友小文因为要到国外出差一年，离别之际将自己心爱的宠物狗寄养在小六家。小六不喜欢宠物，但经不住小文的软磨硬泡就答应了。

狗的品种是金毛，名叫普朗特，在小文身边时性情温顺，但到小六家没几天就跟被下了蛊似的，尤其是在小六拿钥匙出门时，特别躁狂，撕咬家具，甚至随地大小便。

后面的日子普朗特依旧每天"作妖"，就这样过了一个月，小六实在受不了了，决定把普朗特拉到人多的地方丢弃，等小文回国的时候再告诉她狗狗走丢了。

小六将丢弃地点选在动物园，因为他觉得逛动物园的人至少不会讨厌动物，将普朗特丢在那里自己的良心不会那么痛。

周末，小六带着普朗特来到动物园，走到猴山附近，他将普朗特拴在一棵碗口粗的树上，蹲下摸着普朗特的头说道："找个对你好的主人吧，我会照顾好小文的，再见。"

小六说完起身准备离开，普朗特貌似听懂了他的话，边叫边奋力挣脱拴它的绳子。这一抖竟然从树上掉下来一只猴，不偏不倚正砸在小六的头上，惊恐之下，人和猴都晕了。

小六再醒过来时天已经黑了，他发现自己躺在笼子里，周围特别阴冷潮湿。他准备起身呼救，刚站起来就因重心不稳一屁股坐下去了。他低头一看，才发现自己的腿上、身上和脸上全是毛，身后还有一根长长的尾巴。他被这一切惊着了，对面墙上有一面镜子，他将头缓缓伸过去，镜子里竟然是一只猴。

"啊！"小六不禁尖叫。饲养员闻声走过来，小六赶紧对他说道："救命，我不是猴，我是人，快帮我换回身体。"

饲养员愤怒道："死猴子居然醒过来了？下次再跑，被我抓住可就没命了。"

小六继续求救道："救救我，我是人类，不是猴，救命！救命！"

"叫什么叫！一天到晚叽叽喳喳的，吵死了，再叫老子打死你。"

小六继续喊道："我是人，不是猴，救命，救……"

饲养员怒了，拿起鞭子就朝小六抽过去，边抽嘴里边念叨："让你叫，让你跑，我让你叫，我让你跑，信不信抽死你，抽死你，抽死你。"

皮鞭重重地落在小六身上，现出一道道血印子，小六浑身抽搐着，抱头蜷缩在笼子的角落。打完后，饲养员打开笼子，拉着小六的腿将他拖出笼子。走到猴山边，饲养员将小六扔向猴山的草坪，骂骂咧咧道："再跑出去，老子把你们全烧死。"

饲养员走后，一群猴赶紧跑过去抬起小六，躲进假山下的山洞里。

"该死的，出去非弄死你。"小六生气地说。

"对，大圣报仇，十年不晚。"一只胖乎乎的猴对小六说道。

这时小六才明白，他说的是猴的语言，可以和猴无障碍交流，所以他喊救命饲养员也听不懂，听着就是叽叽喳喳乱叫。

一只脸上有刀疤的猴剥了一根香蕉递给小六，说："大圣，吃香蕉。"

一只瘸腿猴递给小六一把花生，说："大圣，吃花生。"

一只独眼猴递给小六一个桃，说："大圣，吃桃。"

一只小胖猴递给小六半瓶可乐，说："大圣，喝水。"

这些猴子身上都有伤，看起来刚挨过打。小六刚刚打开可乐喝了一口，小胖猴又说："大圣，小花今天去寻短见了。"

"小花是谁？"

"你忘啦？前段时间新来的小花啊，上午被你拒绝了，你走后它就要从山上跳下去，好在被拦下来了。一天没吃饭，饿晕了，在那儿躺着呢。"

小六看了看围墙下的母猴，猴族居然也有这般痴情的女子，月光下竟有一丝可爱。

"不行不行，我已经有小文了。"小六赶紧拉回思绪。

小六理了理事情前后，明白了几点：

第一，他叫大圣，是这里的老大；

第二，这里的猴长期被饲养员虐待殴打；

第三，这些和他没关系，他只想尽快逃出去；

第四，小花，暗恋自己。

小六仔细打量着四周，整个猴山呈半圆形，看起来非常紧凑狭窄，四周都是光滑的水泥墙，足足有十米高。中间是座假山，侧面是个小水塘，后面有一扇铁门，应该是饲养员通道。整个猴山破破烂烂的，空气中满是臭气，池水浑浊不堪，整个环境相当狭小压抑，让人喘不过气。

目前看来，只有铁门可以出去了，小六打量着铁门，计划着如何逃出去。

小胖猴看出了小六的心思，说道："大圣，今天你被抓后，牛魔王发现他钥匙被偷了，把我们挨个儿打了一遍，到现在都没给饭吃。然后下午就换了锁，还在外面的走廊门上加了两把锁，现在除了牛魔王，谁都出不去。"

小六刚刚燃起的希望就这样破灭了，但他在这里一刻也待不下去，"我是大圣，五指山都压不住我，这个地方怎么可能困住我"。

小六放出狠话后，开始做各种尝试，想方设法逃出去。

计划一：将草搓成绳子，一端绑上树杈，将树杈丢出高墙，顺着绳子爬出去。

结果：绳子不结实，没爬一半就摔下来了。

计划二：让所有猴踩着肩搭金字塔，他踩着猴爬出去。

结果：下面的猴扛不住，没爬一半就摔下来了。

计划三：让最壮的猴提着他的尾巴，抛链球一样转着圈将他甩出去。

结果：直接甩到墙上了。

群猴望着鼻青脸肿的大圣，实在不忍心继续搞下去，便纷纷借口太困，睡去了。

大家睡去后，小六也冷静下来，琢磨着，先不说能不能逃出去，就算逃出去了，想要找到肉身并且换回来，也是很难办到的。这事儿急不得，需从长计议。

小六躺下后辗转反侧睡不着，大圣为什么要逃出去？饲养员为何如此暴虐？猴山到底发生了什么？这些问题困扰着小六，于是他摇醒小胖猴，以脑子撞伤记不起事情为由，让小胖猴将猴山的事从头到尾说给他听。小胖猴叹了口气，打开了话匣子。

这里叫花果山，曾是动物园里的明星景点。曾经的花果山安定祥和，和谐幸福，面积比现在大很多，设施也很完备，小六的猴身是花果山的大王，猴族都称呼它为大圣。

两年前，动物园管理不当，游客少了很多。管理方为了创收，就将原来的花果山一分为二，一大半的面积开发为动物合影拍照区，就是让游客与动物零距离拍照，猴是合影最多的动物。如果猴不配合就会被打，不给吃的，很多小伙伴都受伤了。半年前，大圣在一次合影中被游客用烟头烫了脚，一怒之下咬了游客，游客不依不饶，要动物园给个说法。最后动物园决定赔礼道歉，并且给猴山换了个严厉的饲养员，新饲养员心狠手辣，生性凶残，以折磨动物为乐。因为他姓牛，大家都叫他牛魔王。

牛魔王一来就将猴族的食物减半，不打扫卫生、不修缮猴山也就罢了，还将原来的娱乐设施和大树全部撤掉，同时继续压缩猴山的范围，将原来的两座假山拆为一座。牛魔王的管理理念就是打，他认为没啥问题是打一顿解决不了的，一顿不行就两顿，两顿不行就三顿，直到打服帖为止。群猴经常被殴打虐待，也不敢反抗，变得逆来顺受，牛魔王变本加厉，手段更加凶残。在这种高压政策下，猴族开始不对劲了，很多猴行为怪异，跟中了邪似的。

群猴仿佛被妖魔附体，大圣看在眼里急在心里。听隔壁老龟说，它在寺庙的许愿池待过，那里有很多人前来投币许愿。它曾经听一个老太太许愿说，她儿子神经错乱，希望能找到好的精神科医生，治好儿子的病。老龟说，只要找到那个啥神医，就能治好大家。于是大圣就偷了牛魔王的钥匙，打开铁门出去找神医，谁料它许久未上树，技艺生疏，出了猴山刚上树就被狗撞下来了，后来就又关回来了。

小花是那时进来的母猴，长得颇有几分姿色。它很仰慕大圣，对大圣一见倾心，但大圣觉得小花是个不祥之物，给猴族带来了血光之灾，对小花冷若冰霜。小花很勇敢，追求真爱，大胆表白，但都被大圣拒绝，小花为情所伤，今天终于去寻短见了。

小胖猴说完已是半夜，小六便招呼它去休息。既来之，则安之，小六决定先熟悉下情况，再见机行事。

第二天天亮，小六被一阵猛烈的皮鞭抽打痛醒。原来是牛魔王来喂食，他挥舞着皮鞭，肆意抽打着群猴，嘶吼道："死猴子们开始上班了，都给老子精神点。再说一遍，谁要是再逃跑，老子一把火烧死你们。"

小六怒火中烧，跳起来拽住牛魔王的头发疯狂撕咬。"死猴子敢咬老子，反了你了。"牛魔王狠狠拽住小六的尾巴，将他扔向围墙，小六重重地摔在地上，牛魔王随即走上前挥舞着皮鞭继续抽打小六。

其余猴子见大圣被揍，纷纷冲上去与牛魔王战斗，牛魔王体格健硕，发疯似的摔打着群猴。群猴的所有进攻都被他击溃，最后又是一顿全员毒打才解了他的恨。

"臭猴子，再敢造次，老子把你们的脑袋拧下来当夜壶。"牛魔王拍了拍身上的尘土，恶狠狠地说道。

群猴躲在墙角瑟瑟发抖，等牛魔王走后，它们互相抚慰，处理着伤口。小胖猴走到食物前，挑出最大的香蕉递给小六，小六拿到香蕉后其余猴子才开始取食物，老弱病残拿完后，剩下的猴再拿。

小胖猴："大圣，牛魔王太强大了，我们不是他的对手。"

小六看了看遍体鳞伤的群猴，深感愧疚。它们明知打不过牛魔王，但为了救小六，还是义无反顾地扑上去，这份忠义之情深深地打动了小六。

"对不起，是我连累大家了。"小六抱歉道。

"大圣，如果今天被打的是我，它们也会冲上去的，这是猴族的祖训，有福同享，有难同当。"

小六发自内心地敬佩这群猴子，也开始慢慢放下芥蒂，走进这个大家庭。

身为大圣，花果山上他最大，猴族很尊敬他。游客丢过来的好吃的好喝的，大家都给他留着，他吃剩下的，别的猴才能吃，过的是衣来伸手、饭来张口的日子。

白天，猴族的主要工作是捡游客扔下来的水果零食，填饱肚子。也有游客会往猴山扔石块砸猴，大圣都会捡起石块朝游客丢回去。啥样的零食都有人丢，巧克力、饼干、饭团、糖葫芦、棒棒糖，应有尽有，品尝各种零食是猴族最大的乐趣。小六最喜欢吃火锅，天天吃香蕉都吃吐了，就盼着有人能倒一盘烫毛肚。

猴族也是一个温暖的集体，除了发病时一个个神神道道的，其余时间都挺可爱。食物不够时，都是先给老猴和小猴吃，同龄猴会打架，但绝不会欺负弱小，尊老爱幼这一点它们比人类做得好多了。每次牛魔王发疯，大猴都护着小猴，不让小猴挨鞭子。小猴也挺懂事，每次都帮大猴舔伤口，抓虱子。

猴族也有为了争夺配偶或玩具打架的时候，无伤大雅的事打打闹闹就完了，如果打得不可开交，就需要大圣来裁决。

小六为了体现自己处事公正，在猴山上设立了一个猴民纠纷调解处，专门用来处理猴事纠纷，开设第二天就有猴子鸣冤。

刀疤脸猴状告裸奔猴。

刀疤："大圣，你可得给我做主啊。"

小六："所为何事？"

刀疤："裸奔它猥亵我，在我身上乱舔。"

小六："裸奔，可有此事？"

裸奔："大圣，冤枉啊，是刀疤让我舔它的，它就是又当婊子又立牌坊。"

小六："刀疤，是你让它舔的吗？"

刀疤："我只让它舔头发，它舔完头发还舔我全身，这不是猥亵是啥？"

小六："你为啥让它舔你呢？"

刀疤："我喜欢把毛发理顺，一根不整齐就浑身难受，必须梳理整齐，自己忙不过来，就让它帮我梳理。它舔完头顶舔手臂，舔完手臂舔后背，没完没了了，这不是猥亵是啥？"

裸奔:"大圣,你瞅它那样儿,法令纹都长到耳后根,苹果肌陷到后脑勺,毛孔粗大,皮肤无光,我大便里的胶原蛋白都比它脸上的多,猥亵它?我瞎了?"

小六:"你是做整形的吧。"

刀疤:"大圣,我身上都是它的口水,你看,这是证据。"

小六:"证据确凿,裸奔,你还不承认?"

裸奔:"大圣,我承认舔了它,但我没猥亵,本质上我还是很正直的,猴品没问题。舔它是因为我喜欢吃毛发,自己的毛发吃完了,才开始吃别人的,舔着舔着没控制住,顶多算上瘾。"

小六摸了摸下巴,厘清事情原委,心中有了结果,说道:"本庭宣布,裸奔猥亵罪不成立,但有骚扰之实,判处裸奔向刀疤道歉,并做社区服务三天。如不服本庭判决,可在三日之内向上级监管部门提起上诉。"

裸奔:"上级监管部门在哪儿?"

小六:"在你面前,有异议吗?"

裸奔:"没!"

裸奔和刀疤的怪异行为引起了小六的关注,他仔细观察了群猴的一举一动,结论就是,都病得不轻。

刀疤脸猴貌似有强迫症,会不停用爪子梳理毛发,有一根乱的都不行,毛梳掉了不少,连头皮都梳破了;独眼猴貌似有睡眠障碍,晚上不睡觉瞎溜达,白天躺着不动弹,精神状态极差,整个猴跟抽了鸦片一样;瘸腿猴貌似有抑郁症,这段时间食欲下降、精神萎靡、行动迟缓、胆小紧张,对啥玩具都提不起兴趣,吃香蕉都懒得张嘴;裸奔猴貌似有异食癖,喜欢吃毛发,自己的毛吃得差不多了,就守在刀疤脸身边,吃它梳掉的毛发。除了这些,大部分猴都有刻板行为,比如围着石头打转,原地转圈,不停地翻跟斗,或者持续重复同一个动作。

至于小花,每次都远远地躲着,偷偷看着大圣,一副迷妹的样子，小六想去安慰它，仔细想想还是没去。原因有二：

一是感情的事，他不能替大圣做主；

二是怕小文生气，要是知道他有了外遇，还是只猴，得多难过。

经过这些天的相处，小六真正成了猴族的一员，和它们同吃同住，同甘共苦。即便自己活得很煎熬，也会尽量不给别的猴添麻烦。面对牛魔王的暴虐，它们没有放弃，仍然努力活着；面对恶劣的生存环境，它们没有争抢，依然遵循内心的秩序；即便整个世界与它们为敌，它们也抱团取暖，相互搀扶。

小六决定帮助自己的"同胞"，他结合目前的实际情况，厘清自己需要做几件事：首先，扳倒牛魔王，恢复猴山的样貌；其次，让群猴接受治疗；最后，换回自己的肉身。

扳倒牛魔王需要一个聪明绝顶的人，治疗猴需要一个精神科医生，找到肉身需要联系身边的朋友或同事。

综合以上三点，符合条件的就只有一个人——郝医生。

联系郝医生是当务之急，小六需要一部手机，他在门卫工作这些年，能熟背每一位医生的电话，只要有手机，他就能发信息联系到郝医生。

年轻人的手机有密码，而且待机时间短，所以需要找到一部没有密码且待机时间长的老年机。于是，小六挑选了几只神志较清醒的猴，开始部署起来。

次日，小六开始行动，只要有老年人经过猴山，他就在假山上跳广场舞，吸引老年人拿出手机拍照；一部分猴躲在墙角，趁游客不注意，往上扔树枝，把手机砸下来，然后接住手机，迅速藏起来。

经过一天时间的卖力表演，它们一共捡到两部手机，三个戒指，四个镯子，五副假牙，若干零食。

晚上，小六将戒指、手镯等东西都放在显眼处，牛魔王看到后偷偷捡起来，揣进兜里据为己有。同时小六用手机给我发了信息，约我来动物园。待我搞清楚状况后，协助他完成后面的工作。

事情就是这样了。

4

我看完信息，已经是凌晨4点，手机都快没电了，不禁感叹，老年机待机时间果然长。实在困得不行，匆忙回复一条"明天再说吧"，便关机睡了。

第二天，我一觉醒来都上午11点了，匆忙吃了早饭，赶去动物园。

到了动物园已经是下午1点了，我来到猴山，环视一周，没发现头戴金箍的猴。会不会是有人搞恶作剧？老周干得出这种事。

我拿出手机，给昨晚的号码发信息道："老周，是不是你背后搞鬼？装什么大圣？"

对方回信息："你往山上看。"

我转身看向猴山，只见一只猴在山顶岿然站立，耳边突然响起了《大话西游》里至尊宝戴金箍的背景音乐。艳阳下，微风吹，他从身后拿出一副正面镶嵌假牙的金箍，在万众瞩目中缓缓抬起双手，将假牙金箍戴在头上。

戴完，他捡起脚下的手机，关掉背景音乐。

我看傻了，这德行，我确定这货就是小六。

小六赶紧收好道具，躲进了花果山下的山洞里，和我发信息聊起来。

小六："你现在信了吧？"

我："信了信了，我信了。"

小六："你看看周围的猴，好多都在瞎晃悠，脑子是不是有毛病？"

我仔细打量，这些猴子的行为确实不正常。

我："在精神病学上，这种动作连贯、不断重复而且没有明显目的的行为被称为机械重复行为，这是精神障碍导致的认知反常，主要分为三类：重复出现口部相关动作、重复相同路径活动、高频率单调行为。”

小六：“只有猴才会这样吗？”

我：“不是，很多动物都会这样，比如实验室里的小白鼠，很多都有机械重复行为。”

小六：“普朗特没有机械重复行为，但是我出门时它特别狂躁，是有精神疾病吗？”

我：“看着不像，这应该是宠物分离焦虑症，简单说就是普朗特还没有习惯独处，以前小文陪着它，它过度依赖主人，离开小文后就容易患宠物分离焦虑症。这个问题好解决，多陪陪它，锻炼一下它的独处能力就好。”

小六：“看来我错怪它了，还差点将它丢弃。”

我：“之前在动物园，你被猴撞晕时，普朗特一直守着你，出去后可得对它好点。”

小六：“那是肯定的，你说，为什么动物也会患精神疾病呢？它们不工作、不买房，愁啥啊？”

我：“到目前为止，我们并不清楚导致动物出现精神健康问题的原因是什么，只能从环境、情感、遗传等因素分析，毕竟人类自己的精神疾病问题都没完全搞清楚。动物的脑活动规律与人类基本一致，在外界或遗传等因素的作用下，都有可能导致大脑部分功能失调。”

小六：“那能治疗吗？”

我：“目前人类所用的所有精神类药物都在动物身上做过实验，效果肯定有。和人类治疗精神疾病一样，动物精神疾病的治疗，除了吃药，也需要环境和饮食的配合，是一个立体的、系统的治疗过程。”

小六：“那行，你给开点药吧。”

我：“我开啥药啊，我是给人治病的，最多配合兽医完成工作。猴的治疗，你作为猴王也很关键，要带它们多运动，多晒太阳，让它们开心也是治疗的一部分。”

小六："没问题，这事儿包在我身上。还有个事儿，你要替我保密啊，我不想成为别人的笑柄，你是唯一知道这事的人，我连小文都没说。"

我："你是怕吓着她？"

小六："不，我怕她吃醋。"

我看了看山脚下痴痴望着大圣的小花，一副小迷妹的痴样，大圣刚才那一幕是挺帅的，指定又加分了。

我："先别惦记吃醋的事了，要我怎么帮你？"

小六："第一，昨天游客掉下来很多手镯和戒指，全被牛魔王中饱私囊，你今天也掉点东西下来，我让牛魔王拿着，有了证据后你就去举报他，让他下岗。

"第二，你再帮我把跳舞视频放在网上传播，全力把视频搞火，在舆论最火热时，揭露动物园管理方虐待动物的行为。只有在舆论压力下，管理方才能恢复猴山的所有设施，改善猴的生存环境，也才能治疗猴的精神疾病。

"第三，找到并照顾好我的肉身，大圣跑出去是为了找神医救猴族，我把猴都治好了，它自然会回来。"

这小子以前整天插科打诨，没个正形儿，变猴王后咋脑子突然变精明了。

"好，我会全力以赴的。"说完，我往猴山丢下充电宝和手表，都被猴子接住了，然后我开始录制视频。

"苍茫的天涯是我的爱，连绵的青山脚下花正开……"小六随着音乐声跳起了广场舞。看来他平时没少看我跳舞，这舞步和我一模一样，围观游客也越来越多。

我将视频发到微博、朋友圈、抖音等平台，并请一众大V好友转发。经过几天的网络发酵，"广场舞美猴王"的热搜刷爆网络，引来众多游客围观。大家慕名而来，想要一睹猴王风采，花果山成了动物园的招牌景点。

当猴山跳舞成为网络热点后，开始有网友关注猴身上的伤疤，并不断有猴遭虐待、猴山娱乐设施被撤、猴山面积被挤占、管理方安排与动物合影等恶行的证据爆出，事件逐渐发酵，大家对动物园的卑劣行径口诛笔伐。当然，整个舆论发酵我功不可没。

在各种证据面前，动物园管理方公开道歉，承认之前管理不当，并且拿出整改措施。

首先，管理方开除了牛魔王，安排兽医对动物园所有动物进行全面体检，并给予治疗。新来的饲养员是个姑娘，她很喜欢动物，每天主动和兽医沟通，针对每只猴的不同症状，制定了个性化的治疗方案，从饮食起居、运动休闲到药物调剂，都很到位。

其次，取消和动物合影的项目，将猴山恢复到以前的面积，对猴山进行全方位修缮，增加了娱乐设施。

最后，招募网络监督员，随时接受网友监督。

在这一系列措施下，猴山又恢复了以前的繁荣景象。

剩下的事情就是帮小六换回身体了。

5

大圣上次在动物园与小六撞了头，当场晕倒互换身体，连同普朗特一起被送到附近的社区医院。大圣醒来后，被自己臃肿的人类肉身吓坏了，冲出病房，一个劲儿往树上爬，嘴里念叨的都是"神医""大圣""花果山""牛魔王"之类的词。

这明显是脑子有问题，社区医院没办法，将大圣连同普朗特一起转到我们医院。院长很重视，专门安排李护士照顾它，老周一对一把门。普朗特则被关在停车场，由李大厨负责照看。折腾了好久，大圣终于接受了自己是人类的事实。李护士来喂药，大圣想以人类的方式好好和李护士谈谈，于是它故作镇定，心平气和地对李护士说："谢谢你对我的照顾。"

李护士眼睛一亮，心想这家伙居然不作妖了，看来药起效了。

李护士：“不用客气，这是我应该做的，你是急性发作，只要配合治疗，很快就能痊愈。”

大圣：“我觉得我已经好了，我现在头脑很清醒，清楚地知道自己在哪里，要做什么。”

李护士：“哦？那你要做什么？”

李护士瞪着眼睛看大圣，期待它给出一个正常人的答案。

大圣：“找神医。”

李护士叹了口气，收拾好药瓶转身说道：“看来，药量不够啊。”

大圣看到李护士走了，急得跳上窗台，拉着铁栅栏大喊道：“放我出去，放我出去，我没病，我要找神医。”

要在精神病院证明自己没病，真挺难的，更别说是一只猴。

大圣就这么一直被关着，直到我找到它。

来到医院，大圣一个人坐在床头发呆。

“大圣？”

它先是一惊，扭过头看着我。

“我是来接你回花果山的。”

大圣一听花果山，立马转身看着我，说道：“你是谁？”

“我是郝文才，这医院的医生。”

“我说过，我没病。”大圣有抵触情绪，可能近期见的医生太多了吧。

“我知道，你是大圣，来自花果山，你不是米小六，你俩互换了身体，米小六现在在猴山吃香蕉呢。”

大圣转身看着我，眼睛里噙满泪水，抽泣道：“我……我说了我没病，他们……他们非不信，天天给我灌药、打针，还……还不给我吃香蕉，还……呜呜呜，我不是人。”

大圣泣不成声，抱着我哭了好久才缓过来。待它冷静后，我说道：“现在没事了，跟我回花果山吧。”

“不行，我不能回去。”大圣边擦眼泪边说道。

"为什么？你在这里多煎熬啊。"我问。

"我还没找到神医，就这么回去，对不起我的猴子猴孙。"大圣哭着说。

"不用找了，它们已经全好了。"我说道。

大圣瞪大眼睛看着我，惊讶道："全好了？谁治的？"

我坐在它身边，将所有的事情都告诉了它，包括它对小花的误解，以及小花对它的一片痴心，说了一个多小时，大圣半信半疑。

大圣："照你这么说，小六就是那个解救猴族的神医？"

我："也可以这么说。"

大圣："我凭什么相信你？"

我："这样吧，你跟我去看看就知道了，眼见为实。"

大圣："出去？门口有老周把守，他很凶悍，我闯过好多次，根本出不去。"

我："老周？没事，看我的。"

我拿出两百块，出门递给老周，跟他说了几句话，老周屁颠屁颠地跑了。

大圣一脸疑惑道："他走了？"

我："是啊，我们可以走了。"

大圣："你跟他说了什么？"

我："我让他去买烤鸭。"

大圣："就这样？"

我："是啊。"

大圣："烤鸭是什么？有这么大的魅力。"

我："这么说吧，相当于你眼里的香蕉。"

大圣："懂！"

6

我和大圣来到停车场，普朗特见到"小六"出现了，赶紧冲过来，摇着尾巴依偎在大圣脚下，大圣吓得瑟瑟发抖，说它以前被哮天犬追过，一辈子怕狗，看到狗就打寒战。

大圣一路上都不敢动弹，终于来到动物园，看着熟悉的猴山和活蹦乱跳的猴子猴孙，激动得热泪盈眶。

"郝医生，快，快把我的身体换回去。"大圣急得直跺脚。

"这个……我也不知道咋换啊。"我抱歉地说道。

假山上跳广场舞的小六也注意到了我和大圣，激动地对着我俩大叫，这一叫把正给他递香蕉的小花吓了一跳。

小花看到大圣如此愤怒，顿时心灰意懒，它知道不管它做什么，大圣都不会接受它，一时间万念俱灰，爬上假山顶，看了大圣最后一眼，纵身一跃往山下跳去。

围栏外的大圣想去救小花，但因太胖，腿搭不上栏杆。关键时刻普朗特对着它一顿狂吠，恐惧给了大圣无穷神力，它一个抬腿翻上栏杆，跃进了猴山。

小六见状也一跃而下，接住小花。

落地时，小花和大圣摔在小六身上，一人两猴都晕倒了。好在小六身上有肉，大家都没受伤。

在大家的围观中，大圣醒了，确认身体已经换回来后，看看一旁昏迷的小花，大圣赶紧将它搂住，眼里满含爱意。

总算换回来了，皆大欢喜。

7

小六摔得重一些，还没醒过来，被救护人员抬了出来。刚送上救护车，普朗特一跃而起蹿了进去，我也跟着上了救护车。

车刚开动，小六就醒了，睁开眼环视四周，我招呼道："小六，你还好吗？放心，我和普朗特陪着你。"

小六突然起身，满车子乱蹿，不停抓耳挠腮，歇斯底里地大叫起来，喊着："大圣，救我！大圣，救我！"

我还纳闷这是怎么回事儿，突然手机收到短信。

"郝医生，我是保安米小六，我又和猴子互换身体了。"

啊？有完没完！

老郝说

在纪录片《黑鲸》中，科学家发现了一只举动异常，完全不同于同类的虎鲸，并判断它患上了精神病。这只虎鲸小的时候就被人类捉住，被迫和家人分开，从此生活在狭窄的空间里进行体罚式训练。在被囚禁的33年里，这只虎鲸分别用残忍的手段杀死了三个人。然而，野生的虎鲸从来没有过攻击人的记录，因此这只被海洋馆驯养的虎鲸被判断患上了严重的精神病。

很多被动物园或海洋馆驯养的动物，都会有一些反映出心理障碍的行为，比如刻板行为——沿着固定的路线漫无目的地走来走去。增大并且尽量还原动物生存的空间，饲养员多与动物互动，不逼迫动物进行表演等，可以或多或少缓解动物的心理问题。

幻觉（一）

1

下班时间，我收拾好东西，关好门窗，准备回家。刚到一楼楼梯口，就听到有人破口大骂，这嗓门儿，一听就是李护士。

"这帮小崽子，欺负到老娘头上了，别让我逮着，逮着一手一个捏死俩。"

李护士边用纸巾给身旁的小学生擦拭身上的污渍，边说道："敢欺负我外甥，我明天就去找他们。"

"咋啦？发这么大火，这个小朋友是？"我问道。

"郝医生，这是我外甥，叫刘小果。小果，这是姥爷。"李护士介绍道。

"姥爷好。"小果眨巴着眼睛，望着我招呼道。这孩子手脚圆乎，脸上都是嘟嘟肉，看着虎头虎脑的。

"嗯，真乖！身上的污渍是怎么回事？"我问。

"唉，说来就气人。我姐这段时间出差，姐夫也不在，小果一个人在家，我就让他来我家住。小果读的学校就在旁边的实验小学，离医院很近，我让他放学后先到医院来，等我下班一起回家。今天是第一天，他放学后在巷子里遇到一群小流氓，非得让小果交20元保护费，小果没钱，他们就欺负小果，扇了大嘴巴子，往他身上丢泥巴，还把树叶子装到他书包里。

"他们说，明天得加倍给保护费40元，加上今天的20元，一共60元。还威胁小果不准告状，否则就打断小果的腿，杀小果全家。

小果这孩子老实，我问了好久都不吱声，我急眼了他才说的。这帮小兔崽子，不知天高地厚，欺负到老娘头上了，看我明天怎么收拾他们。"

李护士又打开一包湿纸巾，给小果擦着污渍。

我拉着小果的手，问道："小果，他们都是些什么人啊？"

"他们是葬爱家族，NC 红人堂。"小果小声地说。

"葬爱家族？红人堂？是干什么的？丧葬服务吗？"

"不是，他们是本地最火的非主流人气天团。"小果一本正经地说道，眼神里带着一丝敬畏。

"天团个屁。"李护士抢话道，"我打电话问了学校的老师，还有学生家长，也算了解了这帮人的底细。这个 NC 红人堂就是一群杀马特①，这半个月才开始活跃的。带头的叫 NC 痞颜，跟班的叫 NC 诗铮，屁股后面还有一群小屁孩，都是整天奇装异服，游手好闲，没个正经工作的闲散人员，经济来源主要是收取小学生保护费和啃老，每天都抽烟、喝酒、烫头。"

我："于谦？"

李护士："啥于谦啊，人家每天都去烫头染发，做造型。"

我："每天都做？那多费事儿啊。"

李护士："你以为那头发是怎么无视地心引力的，人家烫得那叫一个花里胡哨，跟顶着朵五彩祥云似的，各种新奇造型，整个就是'神族'。"

我："哇！好羡慕。"

李护士："羡慕你也去啊，就在和平村村头小巷子里的星月发廊。"

我："我这头发，烫头约等于人体彩绘。他们除了这些，平日里还做什么？"

---

① 编者注：杀马特是指那些喜欢盲目模仿日本视觉系摇滚乐队的衣服、头发的人。

李护士："村头斗舞和泡网吧啊。"

我："没人报警吗？就这么任由他们胡作非为？"

李护士："报了，他们可精明了，专挑周边的小路，打一枪换一个地方，警察也不好找。他们还威胁孩子们不准告状，否则就会遭到报复，孩子们也不敢说，我今天追问好久，小果才说的。"

我："这可不行，这对孩子的身心健康伤害都挺大的。"

李护士："你别说，他们班里有的孩子还觉得这样很酷，不少人模仿呢，有的还想加入他们。"

"唐舟就加入了，他现在是 NC 红人堂五分舵舵主。"小果插话道。

"谁是唐舟？什么五分舵？"我问。

"唐舟是他同学，住同一个小区，两家人关系特别好，他俩在二年级五班，那个红人堂就设了个五分舵，舵主相当于老大。"李护士边收拾地上的纸巾，边说，"小果，你可别跟唐舟学啊，这帮人不是好人，别跟他们瞎掺和。"

"我怕。"小果轻声说道。

"小果别怕，明天你放学后，还是走今天这条路，我明天去找他们。"李护士说道。

"明天我也去吧，把老周也叫上，这帮生瓜蛋子要是乱来，咱们也有个照应。"我拉着小果的手说，"小果不怕，我们会帮助你的。"

"嗯，谢谢姥爷。"

"应该的。"

2

第二天下午，我怕遇不到他们，便提前去了李护士说的网吧和发廊看看。

网吧环境很差，里面灯光昏暗，空气浑浊，声音嘈杂，整个网吧只有一个通道，满地都是烟头、饮料瓶和泡面桶，游戏的特效声特别刺耳。我环视了一圈，头发造型都还能接受，应该没有 NC 红人堂的人。

回头我又来到发廊，这个发廊很简陋，墙上的画都是多年前的，颜色都淡没了。门口放着蜂窝煤，上面放着水壶，椅子很破旧，靠背上的海绵都被揪光了。发廊里放着越南版《错错错》，老板是个20多岁的小伙子，黑色配深红色 T 恤加洞洞裤，银色唇钉格外显眼。

"大爷，洗头？"

"不。"

"理发？"

"不。"

"染发？"

"这个可以，多少钱？"

"按照发型款式和染发剂用量算钱，你要做哪种发型啊？"

"给我做 NC 红人堂那种。"

"哟，葬爱啊！他们超喜欢用这款染发剂，烫染 80 块搞定，便宜。"老板拿了一个破旧的染发剂包装瓶递给我，说道，"不过你就周边有头发，顶上没有，我得给你好好设计一下。"

"80 块，这么便宜啊。"我审视着手里的染发剂，说道。

老板："也不便宜，网吧少上好几个通宵呢。最近他们有钱，半个月了吧，每天都要来烫染定型。"

我："他们今天来了吗？"

老板："来了啊，早上一开门就来了。"

我："这么早？"

老板："可不咋的，这么酷的发型，洗了可就浪费了，早上做烫染，可以帅得更持久啊。"

我："有道理，你这染发剂怎么这么便宜？"

老板："我有渠道，拿的厂家没包装的正品，少了包装费，所以价格低，薄利多销嘛。"

我："好吧，我这发型怎么设计啊？"

老板："我看看，这样吧，给你染成金黄色，再来个锡纸烫。你也别把头发贴在头皮上，就顺着发根自然垂下来，看着自然，也好打理。"

我："这样不成金角大王了吗？"

老板："咦，你别说，还真像，哈哈哈！大爷，别走啊，不行咱再换一个呗，大爷？大爷？"

3

放学后，我、李护士和老周躲在了昨天的巷子后面，等着小果和 NC 红人堂的人出现。

大约十分钟后，小果出现了。他刚走进巷子，后面就跳出红人堂的人，他们六个人，十六七岁的样子，个个奇装异服五颜六色，金属链子洞洞裤，皮靴长发遮眼珠，头发像是被火箭尾气喷过一样，规规矩矩地朝着既定方向发射。

一个瘦瘦的小个子叫住小果。

"小子，站住。"

小果站住了，盯着他们不敢说话。

"钱带来了吗？昨天 20 块，今天 40 块，一共 60 块。"

"没钱。"小果颤颤巍巍地说道。

小个子急眼了，用手指戳着小果的额头说："没钱？昨天给你说了的，做人要有诚信，老师没教你吗？"

"教了的。"

"那你还学不会，一看就是学渣。"

一旁的大个子看起来是他们的老大，他看不下去了，拉开小个子，说："别跟他废话，当我们 NC 红人堂说话是放屁啊？"

大个子一把扯下小果的书包，恶狠狠地对小果说："没钱？现在回去拿，给了钱再拿书包，否则让你看不到明天的太阳。"

小果看着他们，转身欲走，大个子又发话了："不准告状，不然让你全家当心点。"

小果走到巷子后面，来到我们面前。李护士将手里的摄像机递给老周，从兜里拿出60元给小果，小果拿着钱又掉头走了回去，将钱递给大个子。

"哟嗬，这么快，地上捡的钱吗？"

"你们有发票吗？"小果弱弱地问。

"发票，什么发票？"

"就是我给了你们钱，你们给我开的发票。"

"哪有发票，你要发票干吗？"

"我姨妈要。"

"你姨妈要发票干吗？"

"她要给我妈报账，开200元，学习用品。"

"哟嗬，合着我们辛辛苦苦收保护费，到头来是给你姨妈打工，那她挣的140块也得分我们一些啊，40块不过分吧。"

"不过分，一点儿都不过分。"李护士一边说一边大步往前走着，后面跟着老周和我。

4

这群人见我们仨走过去，有点乱了阵脚。

大个子果然是见过世面的，稳住大家说："别慌，咱们红人堂难不成还怕他们？"大个子咽了咽口水，抖了抖肩，说道："你们是谁？"

李护士："我是小果的姨妈，他们是小果的姥爷。你们就是NC红人堂吧，怎么称呼？"

大个子撩了撩头发，说："我是NC痤颜。"

小个子拍了拍衣袖，说："我是NC诗狰。"

老周没听清，疑惑道："啥？一个皮炎，一个湿疹，你俩应该挂皮肤科啊。"

两方的人都笑出了声，痞颜用手指着我们，说："别笑，惹恼了我们 NC 家族，没你们好果子吃。"

　　诗狰也对身后的小弟呵斥道："谁再笑，今晚不给充网费。"

　　大家纷纷收起笑脸，我也强忍着没笑出来，继续问道："那什么，你们这个 NC 是什么意思？"

　　大个子："你猜。"

　　我："我不知道啊，知道了还问你？"

　　大个子："你猜！"

　　我："我真不知道，猜什么猜。"

　　大个子："我说，你猜。"

　　我："说了猜不出来，你好歹给点提示啊。"

　　"我说，NC 是'你猜'的意思。"痞颜不耐烦道。

　　我："哦，这么回事，我还以为是'脑残'的意思呢。"

　　现场又是大笑，痞颜和诗狰也在极力控场，但控制得住小弟，控制不住我们，只有等我们笑完了再说。

　　"说吧，你们想干吗？"痞颜说。

　　"要发票啊，不开发票是偷税漏税，违法的。"李护士打趣道。

　　"我们没有发票。"痞颜说。

　　"没发票？写个收据也行，反正我姐报销，财务也不是很正规。"李护士说道。

　　"收据怎么写？"痞颜问。

　　"你就写，'今收到吴小果同学文具购买费 200 元，立字为据'，加上时间和你的签名就行了。"李护士一字一句地教痞颜。

　　"可我只收了 60 元。"痞颜争辩。

　　"我今天过来的车费，我们仨晚上的餐费，这些不得报销啊？140 元我还倒贴呢。对了，你明天还要收保护费吗？"李护士问。

　　痞颜看了看诗狰，不说话。

　　"你们今后收的话，我们能不能办个月卡，省得我们每次给起来麻烦。一天 20 块，一个月上学 20 天，就是 400 块，你干脆给我打个 1000 块的收据，明细就写补课费，怎么样？"李护士循循善诱道。

痞颜感觉我们来者不善，没接话。诗狰急红了眼，捏着拳头说："你们是不是找碴儿？信不信我打死你们？"

我看这孩子性格有点冲动，不如老大沉稳，怕他激动了乱来，便接话道："打架？太不文明了，你们都是贵族，舞刀弄枪的多丢身份啊。"

痞颜："你们想怎样？"

我："这事儿整的，我们要报账，你们又开不了收据，不如这样吧，我们来斗舞。要是我们赢了，你们退钱，保证不收学生保护费了。你们赢了，我们按时交保护费，还不要收据。怎么样，敢不？"

痞颜："我们 NC 家族可是杀马特斗舞界的翘楚，会怕你们？"

我："那就开始吧。"

老周拿出他的砖头手机，放起了 DJ 舞曲。

先上场的诗狰，挥舞着双手，跟着音乐的节奏摇摆着，随着音乐高潮的到来，诗狰顺势倒地，以一个惊艳的托马斯全旋震撼开场。不过他的动作比较山寨，看起来像托驴斯全旋，紧接着一个草鱼打挺腾空而起，双脚刚落地，又一式凌波踏步，最后以一式精妙的田鸡亮翅收尾。整套动作在 DJ 舞曲的伴奏下显得酣畅淋漓，如行云流水，在场的人无不啧啧称奇。

老周脱下外套，卷起裤腿，拿出他最擅长的舞蹈：踢踏探戈。就是在探戈的手势和腰身的基础上，结合踢踏舞的步子，老周用他独有的姿势将踢踏舞和探戈完美地融合在一起。他扭腰甩手，踏步瞬移，时而机敏迅捷、体轻如风，时而身姿缓落、婀娜多姿，灵魂舞者和 DJ 劲曲发生剧烈的化学反应，瞬间引爆现场。

痞颜见形势不对，决定放大招。音乐持续发酵，气氛骤然紧张，空气中弥漫着火药味以及水泥粉尘。痞颜移步到舞台中央，他将双手插入裤兜，脚后跟随着音乐节奏轻轻点地，仿佛是在对这个舞台宣示主权，"心在哪里，舞台就在哪里，舞台在哪里，我 NC 痞颜就在哪里"。渐渐地，激情的音乐达到高潮，痞颜突然掏出水泥灰撒向空中，双腿像缝纫机针头一般快速精准地踩在水泥灰上。他的舞步坚实有力，节奏明快，手臂如自由分子一般做着无规律运动，每一次摆动都是对人类想象极限的挑战。在音乐和舞步的催化下，水泥灰腾空而起，扶摇直上，犹如瑶池中身姿曼妙的仙女，跟痞颜一起劲歌艳舞，宛如一对神仙眷侣，羡煞旁人。

斗舞进入白热化，我方明显处于劣势。我将贴着头皮的几缕长发轻轻剥下，搭在耳朵上，它跃跃欲试，躁动的音乐早已让它饥渴难耐，它必将与我并肩作战。鬼步舞，发源地是澳大利亚墨尔本，于是也被叫作墨尔本鬼步舞，最终被广场舞大妈消化，演变成如今广场舞界"时尚时尚最时尚"的广场鬼步舞。今天我就要跳着它，迎战地球最强杀马特天团 NC 红人堂堂主 NC 痞颜。我走到舞池中央，老周将舞曲切换到《玫瑰花儿香》。音乐响起了，歌词是如此熟悉亲切，我不禁哼唱起来："玫瑰花常开，玫瑰花儿香，随着风儿飘散到远方，你就像那天使来到我身旁，从此再也无法遗忘……"我轻歌曼舞像燕子伏巢，疾飞高翔如鹊鸟夜惊，头发随着音乐轻轻摆动，铮亮发光的脑门儿在夕阳的映衬下熠熠生辉。旋转跳跃不停歇，我每一步都是对旧社会包办婚姻的控诉，每一脚都是对新生活自由恋爱的颂扬。在场的人看着看着，就笑了，笑着笑着，就哭了。爱情和舞蹈，这个世界上最美好的两样东西，我值得拥有。

斗舞结束，烟消云散。诗铮拍拍身上的水泥灰，说道："没想到你们还有两把刷子。"

老周："广场舞这块儿，我们不输给谁。"

痞颜："今天的斗舞不分高下，算是平手吧。"

我："别啊，咱们可以加时赛，看谁笑到最后。"

痞颜："我没时间，今晚要沙巴克攻城。"

老周："攻城？咋的，你们还是雇佣军啊？"

诗狰："不懂别瞎说。"

我："啥是沙巴克攻城？"

李护士："网络游戏里的。"

我："没分高低的话，怎么判结果呢？"

痞颜："我往后不收小果的保护费了，你们也别问我要什么收据。"

我："那不行，不光是小果的，任何孩子的保护费都不能收。"

痞颜："这怎么可能，你别得寸进尺。"

李护士拿起摄像机，说道："我们有你们收小果保护费的视频，我还联系了学校老师和被收保护费孩子的家长，人证物证俱在，我们可以告你们敲诈勒索，关你们进大牢信不信？还有，你们要敢报复这些孩子，判得更重。"

痞颜和诗狰下意识地往后退了一步，痞颜知道今天遇到了硬茬儿，说道："刚刚没拿出真实实力，我们再来个加时赛吧。"痞颜看了眼诗狰，嘴角露出一丝诡异的微笑。

我："你想比的话，就来吧。"

痞颜大喊一句："葬爱出征！"

身后的小弟齐呼："寸草不生！"

这是葬爱家族的荣誉之战，更是关乎 NC 红人堂命运的生死之战。痞颜和诗狰决定一起上，后面的小弟纷纷撒水泥灰助兴。

在音乐的刺激下，诗狰跳得很卖力，在水泥灰里挣扎着、翻滚着，内心的洪荒之力足以毁天灭地。痞颜更是达到无我的境界，各种自创高难度舞步一一呈现。

头着地，脸杵泥，膝盖胳膊磕破皮。一番操作下来，诗狰有点喘不上气，退到一边休息去了。

痞颜还在水泥灰里翻腾着，并且发出咿咿呀呀的声音，音乐声太大，听不清他在喊什么。小弟们继续为他摇旗呐喊，大约跳了五分钟依旧没有要停下来的意思。老周的手机快没电了，便把音乐关了，不是没耐心看，而是灰太大了，呛鼻。

没有伴奏的舞蹈着实没有灵魂，音乐停下后，大家终于听清了独舞中痞颜的叫喊："救命啊，别杀我。救命，救命啊！"

　　只见痞颜用脑袋磕着地，早已头破血流，胳膊肘和膝盖也有擦伤，手指抽搐着，发型凌乱不堪。

　　"这里空气太浑浊，把他抬到花坛边上去。"我双手从后背抱着痞颜，老周摁着他的双腿，一帮小弟也一股脑儿抬着他，将他抬至花坛边。

　　痞颜继续叫喊着："别杀我，救命啊。不是我，不是我做的，你们找错人了，救命啊，救命。"痞颜表现出恐惧不安、面色苍白、肌肉紧张、四肢抽搐，有明显的被害妄想症状。

　　诗狰被吓到了，问道："他这是咋啦？中邪了吗？"

　　我心里有点谱，但不能确定。好在医院离这里不远，便叫老周打电话叫来急救车。五分钟后车到了，痞颜上车后，小弟们纷纷走了，倒是诗狰一直跟着我们到了医院。

　　斗舞会在救护车的呼啸声中不欢而散。

幻觉（二）

1

到了医院，我们立即安排救护和检查。

我问诗狰："你们最近是不是每天都去染发？"

诗狰："是的。"

我："多久了？"

诗狰："半个月吧。"

我："染发之后有没有觉得有什么异常？"

诗狰："我想想，这段时间经常头晕、恶心，头皮发麻，睡不踏实，白天也经常昏昏沉沉的，记忆力不好，我以为是通宵打游戏引起的。"

我："痞颜呢，和你一样吗？"

诗狰："他比我严重点，昨天一天都说胸口闷，晚上通宵时刚吃的泡面坐下就吐了，浪费，最贵的那种红烧牛肉面。"

我："嗯……"

诗狰："痞颜到底是怎么了？是不是中邪了？"

我："不是中邪，是铅中毒致精神障碍。"

诗狰："铅中毒？是不是有人投毒害我们，往泡面里撒铅笔灰？"

我："嗯……不是的。通常来说，铅矿、玻璃、蓄电池、油漆、颜料、橡胶中都含有铅，如果有人在没有做好防护措施时接触这些物品，很容易导致铅中毒。此外，误服、超服含铅的药物，也会出现铅中毒的现象。劣质染发剂里面含有大量铅，也会造成铅中毒。"

诗狰:"染发剂导致铅中毒?头一次听说,星月发廊的老板说他家的染发剂都是无公害、无添加的绿色产品,我们怎么会中毒呢?"

我:"他用的染发剂是三无产品,含人工才40元一次,这么便宜,你觉得靠谱吗?"

诗狰:"不便宜啊,40元挺贵的,够我一周生活费了。"

我:"好吧,铅是一种嗜神经性及溶血性毒物,主要通过呼吸道进入人体,其次是通过消化道,还有就是皮肤。铅进入人体后主要存储在长骨小梁中,少量存储在肝、脾、肾、肌肉、血液中。在骨内的铅和钙有相同的代谢过程,当血钙含量降低或排钙量增加时,铅就会转到血液中,如果浓度在短期内急速提升,就会引发铅中毒。人体内的铅主要经肾以及粪便排出,尿铅含量的测定具有诊断价值。"

诗狰:"这个铅中毒,主要表现是啥,中邪发疯吗?"

我:"急性中毒的表现主要有两点:一是精神症状,主要为突发急性谵妄状态,由于幻视幻听,患者会表现出异常兴奋、恐惧不安、被害妄想等。二是躯体症状,包括神经系统症状和体征,患者会出现四肢抽搐、恶心呕吐、腹痛胸闷、中毒性肝病和肾病。"

诗狰:"你说的这些我都听不懂,你就说,痘颜有救吗?"

我:"有啊,这不是疑难杂症,首先进行驱铅病因治疗⋯⋯"

"行行行,你别说了,听得我脑袋疼。"诗狰不耐烦了,接着恨恨道,"肯定是碎丸社的人,这帮混蛋够阴的。"

我:"这又是什么组织?也是杀马特吗?"

诗狰:"碎丸社是殇国的黑社会组织,殇国是太平洋上的岛国,经济以旅游业为主,岛上治安很差,碎丸社就是岛上两大黑社会团体之一。之前我们去殇国参加跳舞比赛,被碎丸社绑架,要我们每个月交了保护费才放我们走,否则就对我们NC红人堂赶尽杀绝,这个月我们没按时交钱,肯定是他们的人做了手脚,往我们的泡面里面撒铅笔灰。"

我："不是不是，我刚刚已经说了，铅中毒致精神障碍不是铅笔灰引起的，是因为你们大量使用了劣质染发剂。"

诗狰："他们肯定在染发剂里撒了铅笔灰。"

我："唉，跟你没法交流了。"

诗狰："这个星月发廊是碎丸社罩着的，肯定是他们在染发剂里动了手脚。"

我："不是，你们用这款染发剂不是因为便宜吗？40 元一次。好的染发剂对含铅量都是严格控制的。"

诗狰："我说了，40 元不便宜，再说，NC 红人堂像是缺钱的样子吗？"

我："像。"

诗狰掏出一张银行卡丢在桌子上，说："这卡里有 200 万元，我花钱跟玩儿似的。"

我："那行，你大哥医药费还没付呢，你去刷卡吧。"

诗狰："咳咳……那什么，碎丸社这帮混蛋，敢欺负我们 NC 红人堂，我这就去找他们算账。葬爱出征，寸草不生。"诗狰说完便径直冲了出去，走几步还不忘转身回来拿银行卡，拦都拦不住。

2

晚上，我在病房见到了醒来的痞颜。李护士正在给他包扎伤口，他面色苍白，身体虚弱，头发也被护士剃光了。

痞颜："我在哪儿？"

我："你在精神病院。"

痞颜："我怎么会在这儿？"

"怎么会在这儿？你还好意思说，收我们保护费，还要打要杀的，到头来犯病了，我们还得救你，我只能说老天爷待你不薄啊。"李护士用她一贯冷嘲热讽的语气，边换药边说道。

痞颜："犯病？什么病？"

"染发剂导致的铅中毒致精神障碍，斗舞的时候发作的。"我解释道。

痞颜摸了摸光秃秃的头，哭着说道："头发呢？我的头发呢？头发怎么没了？"

这种感受我很能理解，当年我每天早上起床照镜子时，都会发出这样的疑问。

李护士笑了笑，说道："哪儿去了？剃了呗，姑奶奶亲自操刀。你那头发上涂的染发剂那叫一个多，剪都剪不动，我废了好几把剪刀，头发现在还在垃圾桶里呢，要不要给你打包带回家供着？"

"为什么？为什么剪我头发？呜呜，为什么剪我头发？"痞颜哭得撕心裂肺。

"你得的是铅中毒，染发剂都附着在头发和头皮上，我们还要处理你斗舞磕出的伤口，自然要剪了。头发剪了还会长出来的，别伤心了。"我安慰道。

"呜呜，我的头发。"痞颜哭得像个失去心爱玩具的孩子。

李护士见他哭得这么伤心，更加开心了，收拾好床头的纱布和药水，说道："啧啧啧，还哭鼻子，你们 NC 红人堂就这点骨气吗？你小弟要是看到你这样，只怕不会认大哥咯。话说回来，你这么能哭，要是哭着收保护费，可能收益会高很多。不对，哭着就不是收保护费了，是乞讨要钱了啊。哈哈。"

"行了行了，你也少说两句，该干吗干吗。"我及时劝走李护士，对痞颜说道，"你啊，以后千万别乱染发了，尤其是不能用劣质染发剂。这次在医院，你就好好养病，再因为铅中毒进来，那可就麻烦了。"

痞颜流着泪，沉默不语。我也想着和他聊点别的，陪陪他。

我："孩子，你多大了？"

痞颜："19 岁。"

我："咋没读书呢？"

"钱都让我爸输光了。"他呆呆地看着天花板,仿佛陷入了回忆,片刻后他继续说道:"放心,我有钱,够医药费。"

我:"那现在怎么不上班了呢?"

痞颜:"上班不自在,我不喜欢被人管着。"

我:"收保护费可是犯法的。"

痞颜:"我知道,大不了坐牢,里面有吃有喝也挺好。"

我:"你这么小,可不能这么想。"

他沉思片刻后说道:"我爸说我是个废物,说养条狗还能看家,在他眼里,我连狗都不如。"

痞颜陷入了回忆,我没有接话,等他自己开口。

"小时候,我的理想是长大了当宇航员,驾驶宇宙飞船遨游太空。三年级那会儿,我写的作文《我的理想》获得过学校作文比赛二等奖。我爸喜欢打牌,输钱了回家就和我妈吵架,他们总是在吵架,没完没了地吵,我不喜欢待在家里,我喜欢去少年宫,看飞船模型。五年级的时候,我爸妈离婚了,我被判给了我爸。我妈一开始还给生活费,但钱每次都被我爸拿去打牌,到后来她就不给了。

"初中毕业后,我爸说家里没钱供我读书了,就喊我出去打工挣钱。我的第一份工作是在餐馆洗盘子,包吃包住,每月工资1800元,我爸拿去1600元,给我留200元。后来我去玩具厂上班,在流水线组装玩具,每月工资3500元,我爸拿去3000元,给我留500元。我挣的钱不够他输,他就拿刀威胁我奶奶给他钱,不给就打人,家里能卖的东西都卖了,还是养不起他。

"我恨他,天天盼着他被车撞死,他在每个月底找我拿钱的样子像极了吸血鬼。后来他借高利贷还不起,被人砍了一只手。他不长记性,继续借钱滥赌,最后被人从三楼扔下去,摔成了植物人。

"挺好,至少不祸害人。我因为和工友打架,被厂子开除了。亲戚朋友都瞧不起我们家,我发誓要出人头地,让所有人刮目相看。后来我在网吧认识了诗狰,还有一群小弟,带着他们玩玩杀马特,收点保护费，打打游戏，也是为了给他们找点事做，不然他们会走上歪路。"

我："收保护费就不是歪路吗？这是黑社会行为。"

痦颜："其实我们也就在那条巷子收了三个学生的保护费，这一传十，十传百，我们就成了十恶不赦的黑社会了。三个孩子里，另外两个学生第二天就绕道了，就是这个小果，孩子太实诚，明知道我们在那里收保护费，就是不改道，回回都能遇到他，兄弟们都看着，我也没办法啊。"

我："嗯……你们是不是收小学生当小弟，小果的同学唐舟是不是你们五分舵老大？"

痦颜："这可冤枉我了，唐舟我知道，别看他岁数不大，流氓习气比我还重，之前主动找过我，想加入我们，我没答应。我跟他说，你还小，要以学习为重，不能跟我们一样瞎混没文化，以后考个好大学，找个好工作，赚的比保护费多多了。"

我："后来呢？"

痦颜："他说他爸是大老板，有的是钱，他不需要考大学去上班。他爸说读书没用，出来还不是给别人打工，只要有关系，找对人，搭上线，花出去的钱就能翻倍赚回来。这孩子就信了他爸这一套，不好好读书，天天欺负同学，要别人都怕他。有几次我都看不下去了，收拾过他，顺道收了他的保护费。结果这孩子非但不记恨，反而主动找我，给我钱，要加入红人堂。被我拒绝后，他自立为王，打着我们的旗号招摇撞骗，说自己是 NC 红人堂五分舵舵主，其实和我们一点儿关系都没有。"

"唉！"我叹了口气，实在不知道该说什么。

痦颜："我们 NC 红人堂哪算得上黑社会啊，中国社会治安这么好，哪有黑社会的生存土壤。殇国的碎丸社才是黑社会团伙，专门放高利贷的，还敲诈勒索，强买强卖，为了争地盘，打架斗殴更是家常便饭，做的都是一本万利的黑生意。他们一直想拉我们红人堂入伙，找我好多次了，诗狰跃跃欲试，要不是我一直压着，早就加入黑社会了。碎丸社干的都是刀尖舐血的事，诗狰他们还小，看不清世间事，去了肯定吃亏。"

我："这么说来，你还挺有社会责任感。"

痞颜："谈不上，兄弟们跟了我，叫一声大哥，我就得给他们饭吃。白天打打杀杀都是做给小弟们看的，他们在网吧打游戏，我开包间，做淘宝开网店，也在网上做兼职，不然哪有钱养他们啊。"

我："哦？你都卖些什么啊？"

痞颜："主要是杀马特周边的服装和饰品，比如衣服、假发、戒指、手链、唇钉、耳环啥的。"

我："生意咋样？"

痞颜："还过得去，我也是玩这个的，同行认可，大家帮衬呗。"

市里面最近有广场舞比赛，老年人不会网购，很多舞蹈队都缺服装和道具，这个小伙子虽说做的事情不光彩，但品质没问题，我就想着给他搭个线。我说："我们广场舞舞蹈队要参加比赛，缺一些衣服和道具，你这边可以采购吗？"

"可以啊，我就是做这个的，都是直接找厂家拿货，绝对质优价廉。"痞颜的眼睛突然放光，整个人都精神起来了，可回头一想又说道，"其实我之前也想过做这个生意，现在跳广场舞的人群这么庞大，服装、舞蹈鞋、道具、饰品啥的需求量肯定很大。我去跟人家谈，那些老年人一看我的装束就不搭理我。也不怪他们，我这样子确实不招人喜欢。"

我："你能看清这点也挺好，既然你这么有心，我可以介绍别的舞蹈队给你认识，能不能谈成就看你自己了。不过我建议，着装私底下怎么穿都可以，工作中还是得换换，耐看一点儿。"

"嗯，这头发我也不染了，今后呢就好好做点儿生意，把那帮小弟都带上正道，跑跑快递，送个外卖啥的，只要腿脚勤快，干啥都赚钱。我跟你说，我那帮小弟脑子聪明得很，转得快，一使眼色啥都懂，就是没用在正道上，我好好经营网店，也算是给他们开个头吧。"痞颜揉着太阳穴说道。

我："好。"

痞颜："你为什么帮我？"

我："你行就来呗，顺带的事儿，谈不成我也没办法。"

痞颜看着我，点点头，再盯着天花板，小声说道："谢谢。"

我假装没听到，起身走了。突然想起一件事，便回头问道："对了，你叫什么名字？我不可能和人家说你叫痞颜吧。"

痞颜："我叫赵铁柱。"

我："嗯……诗狰呢？"

痞颜："他叫童豆豆。"

我："嗯……这反差挺……好吧。"

3

半个月后，痞颜出院了，他的小兄弟都来接他，满屋子奇装异服的小年轻，头发都是五颜六色的。收拾好生活用品后，痞颜当着我的面，对小弟们说："你们回去都把头发剃了吧，少染点头发，就算要染也要选好的理发店，好的染发剂，别跟我似的，玩疯了。"小弟们虽然不知道他咋想的，但都点头了。

痞颜环顾四周，眉头一皱，说道："诗狰怎么没来？"

"诗狰叛变了。"其中一个小弟说道。

"啥？叛变了？"痞颜大惊。

"是的，他不让我们跟你说，他说是碎丸社给你下毒，去找碎丸社报仇，结果被碎丸社收编了。"

"这混蛋。"

我在一旁看着，想说点什么，又不知道该说啥，总感觉插不上话。

"我这就找他去。"痞颜转身急匆匆地走了。

我担心痞颜这一去又出什么事，便喊住他："那个，痞颜，你……"

我话还没说完，痞颜就抢话道："别说了，我知道。对了，那几个舞蹈队帮我盯着点，谢谢啦。"

我点点头，目送他们远去。

4

从那以后，小果和同学们再也没被收过保护费了。

痞颜带着 NC 红人堂那帮小年轻整天混在广场舞的队伍中，给老年人端茶送水、捶肩按背，有时候还帮忙接送孩子、买个菜啥的。整个市区的广场舞队伍都知道他们，需要什么道具、服装都从他们那里采购。他们专注老年人市场，继续拓展业务，薄利多销，一对一贴身服务，倒是挺对老年人胃口，生意做得风生水起的。

5

大概两个月后的一天，我下班后准备去菜市场买菜，路过广场时，一辆银色面包车疾驰而来，一脚刹车停在我面前。车门打开，走下来一群黑衣人，他们皮肤黝黑，戴着墨镜，手臂上满是文身，将我围住。

我有一种不祥的预感，便小声问道："你们是？"

车上下来一个人，他身穿黑西装，脖子上挂着拇指粗的金链子，头发染得五颜六色的，似曾相识。

"郝医生，还记得我吗？"

"你是？"

他摘下墨镜，冲我邪魅一笑。

"诗狰！"

"可算找到你了，跟我们走一趟吧。"

"你们要干吗？快把我放……"

我话还没说完，嘴里就被塞上布团，头被套上黑布袋，被强行拉上了面包车。

老郝说

生活中，没有经过处理的汽车尾气，随意丢弃的废电池，装修过程中使用的含铅涂料，被污染的土壤、空气和水等都会使人铅中毒。铅中毒会对人体的神经系统、心血管系统、免疫系统等产生一系列的影响。孕妇和儿童尤其容易受到铅中毒的影响，一方面，铅通过胎盘对婴儿的中枢神经系统产生严重损害。另一方面，铅中毒导致儿童的智力受损，影响儿童的学习能力、认知能力，使儿童的注意力下降，出现多动、易冲动的现象。急性铅中毒除了会对人的身体产生影响外，还会使人产生幻觉。

想要避免铅中毒，最好的方法就是预防。一是远离含有铅尘的场所；二是佩戴口罩；三是不使用含铅物品，如玩具、化妆品等。

殇国养生团（一）

1

车子一路颠簸，开了三天三夜，后来又转到一艘渔船上。其间基本没人说话，安静到极致。诗狰一根接一根地抽烟，到处都是烟味，熏得我难受。不过最难受的还是我的嘴巴，一大团布塞在嘴里，下巴都麻了。我虽然说不出话，但还算能发出"嗯嗯啊啊"的声音，挣扎着以示抗议。

诗狰见状，终于命人将我头上的黑布袋和嘴里的布团取下来，我瞬间感觉自己丢失的下巴终于找到了。

"你们要干吗？诗狰，我与你无冤无仇，你这是要干吗？你们带我去哪里？你们这是绑架，快放我出去。"我知道说这些没用，但还是想吼出来。

"郝医生，你别喊了，乖乖配合我们，老老实实待着，我保证你没事。"

"你们到底要干什么？"

"别问了，到了你就知道。"他取出一根烟递给我，说，"抽烟吗？点一根儿？"

"我不抽，痞颜出院的时候，小弟说你去了碎丸社，今天的事情是不是和碎丸社有关？"

"哟，知道得不少啊，具体怎么回事呢，你到了就知道了。所以，请你，别，问，了。"

"好吧，痞颜住院那天，你说要找碎丸社算账，怎么又加入他们了？"

"有两个原因，第一，良禽择木而栖。"

"第二呢？"我问道。

"痞颜患上铅中毒致精神障碍，不是因为碎丸社撒了铅笔灰，确实是染发剂的问题。"

"那时我和你说了好几次啊，你是没听见还是耳背？"

"不管怎么样，我现在混得比那时候好多了，我这帮兄弟跟我出生入死，现在都吃香的喝辣的，挺好。"

"痞颜和他的兄弟们现在都在做网店，生意挺好的，你怎么不跟他一起做呢？打打杀杀终究不是出路。"

"别跟我提他了，一天到晚把仁义道德放在嘴边，仁义道德能吃饱饭吗？仁义道德能出人头地吗？要是那时候他听我的，去投奔碎丸社，也不至于穷到用40元的染发剂，还把自己搞进了医院。"诗狰有点急了，他吐了一大口烟，说道，"你看他现在那点出息，整天围着一群老头老太太，给人洗脚按摩，就为了卖点服装、道具，卖点按摩仪、洗脚盆，NC红人堂的脸都让他丢尽了。"

"但是他堂堂正正地赚钱了啊，手下的人也不用靠收保护费过日子了，这样不挺好吗？"

"哼，"诗狰冷笑道，"挣这种钱，没尊严。"

我正想要继续反驳，只听人喊道："船到岸啦。"他们又给我的头套上了黑布袋，嘴里塞上了布团。

2

我们的船停靠在一个岛上，一群人推搡着我往前走。走了五分钟，进了一道铁门，来到一个空旷的大房间，不知道谁塞给我一个同声翻译器。我听见诗狰用殇国语说："老大，人带来了。"

"谁让你们这样对他的？他是我的客人，我让你们请他来，不是绑他来。"

"我……"诗狰想要说什么，被老大怼回去了。

"我什么我？看什么看，还不赶紧解开。"

"是是是。"

一群小弟赶紧走过来，七手八脚地将我的手解开，帮我拿掉头套和嘴里的布团。

这是一个废弃的大厂房，周围都是破旧的墙壁和设备。厂房里面对面站着两队人，都戴着墨镜，穿着紧身黑背心，身上满是文身，耳朵上夹着烟，手里拿着棍棒，从面相和发型上看都不是善茬儿。

两队人前面各坐着一个人，应该是双方的老大。左边这个身材臃肿，穿着沙滩衬衣，皮肤白皙，脸上有一道刀疤。右边那个身材纤瘦，皮肤黝黑，穿着白背心，人字拖，脖子上挂着金链子。

我和诗狰站在穿沙滩衬衣的这边，头一回面对这种阵势，有点让人无所适从。

"沙滩衬衣"起身对我客气道："你就是郝医生吧，终于把你请过来了，幸会幸会。"

"请过来？这就是你们的待客之道？"

"误会误会，这帮小子有眼不识泰山。"说完转身对着身后的小弟和诗狰吼道，"还不快给郝医生道歉？"

"对不起，对不起！是我错了，我错了。"一群小弟又是扇自己耳光，又是点头哈腰，这种道歉方式真是让人浑身不自在。

"别别别，可以了，行了行了。"我实在接受不了这种道歉方式，看得人浑身难受。

他将我引到前排的椅子处坐下，小弟很懂事，端茶倒水很勤快。他递给我一支烟，被我婉拒了。

"自我介绍一下，我是碎丸社社长，碎帕。"

"碎帕社长，你好。贵社的威名我也是早有耳闻，今日一见，果然名不虚传。"

"这帮小子有眼无珠，也怪我，平日里我说'请过来'就是绑过来的意思，但是我前几天让他们把你'请过来'是真心实意想请你来。"

"好吧，找我来有什么事吗？"

"说来惭愧，我也没必要藏着掖着，我们碎丸社是放高利贷的，平日里也赚点外快，收点保护费啥的。"他拿出打火机，对我说，"我可以抽烟吗？"

"可以。"

他点上香烟，猛吸后转头吐了一大口烟，对我说："干咱们这行，今朝有酒今朝醉，明日愁来明日忧。年轻人，只要心狠下手快，就没有赚不到钱的。没少挣，也没少花。我一直想着吧，有一天，能够将碎丸社发扬光大……"

碎帕说了半天，我愣是没听明白他想表达什么，对面坐着的白背心大哥也和我有一样的想法，他不耐烦地说道："你在那儿瞎叨叨啥，半天放不出一个屁，一个大老粗装什么知识分子。"

我为了掩盖自己内心的恐惧，表现得自然一点，便问道："没请教，这位是？"

"他是丸七会会长，觉帕。"

一个碎帕，一个觉帕，加起来就是睡觉怕，这二位不失眠都对不起这名字。

觉帕起身，径直朝我们走过来，说道："碎帕，赶紧说正事，要是弟兄们再倒下几个，我看你这个社长也该引咎辞职了。"

碎帕看了看身后的兄弟们，清了清嗓子说："是这样的，他们丸七会和我们碎丸社因为一家夜总会保护费的归属问题，约了今天早上在这里度假。"

"度假？在这里约会吗？"我问道。

"不是，这是我们的行话，就是打架抢地盘的意思。"碎帕抽了一口烟，继续说道，"打架，是个体力活儿，我17岁出来混，曾经一个人单挑对方七个，最后全身而退，那次我一战成名，后来……"

"你能不能别废话，总提那些陈芝麻烂谷子的事干啥？行了行了，你也说不出啥名堂来，还是我来说吧。"觉帕上前一步说道，"今早，我们在这里度假，开战前他那边晕倒两个，我这边晕倒三个，送到医院，医生说是低血糖，还有神经衰弱，睡眠不足，睡眠质量不高。完事儿我一问身后的小弟，基本都有这些症状，都是生活习惯的问题，年轻人喜欢泡吧、打游戏、吃垃圾食品，身体都垮了。

"我们请你来就是想让你给我们辅导一下，做个睡眠科普，让这帮小子少泡酒吧熬夜，不然这体质太弱了，咱们连自己都保护不了，还咋收别人的保护费啊？医生你说是不是这个理？"

"话是这么说，只是……"我原本想说这是助纣为虐来着，话到嘴边，忍了。

"不就是钱吗？1000块。"觉帕从兜里掏出一个信封丢在我面前。

"不是，这个事儿……"

"2000块。"觉帕又掏出一个信封丢在我面前。

"我不是这个意思，你知道吧，你们做的这个事儿啊，它……"

"我这儿有张卡，密码6个6，你随便刷。"碎帕从沙滩衬衣兜里拿出一张卡递给我。

"你们误会了，我不是这个意思。"

"我说郝医生，你这挂号费也太贵了吧，给你钱比收保护费还费事儿，你就说，今儿干不干吧？给个痛快话。"觉帕说完这话，身后的小弟纷纷卷起袖子，操起棍子，对我虎视眈眈。

"行行行，我来我来。"我架不住这阵势，有什么想法也只能咽肚子里了。

3

两个老大一声令下，不到一分钟，大厂房就变成了一个简易课堂，要说他们这效率就是高。

所有人员搬好凳子，手持笔记本正襟危坐，我面前摆了一套桌椅，桌子上摆着笔记本、茶杯和一根钢管，这钢管我估计是准备给老师用来打不遵守课堂纪律的学生的。

碎帕挥着钢管，对下面的小弟吼道："想活命的，都给我好好学，熬夜猝死的人是没有丧葬费的。"

觉帕边用砍刀刀尖剔着指甲盖里的泥，边说道："这次辅导，我们丸七会和碎丸社要放下仇恨，高度重视。作为本地最大的两个帮派，我们要带头重视健康，树立好榜样，身体好才有体力干仗。谁不认真学，我这刀子可不长眼。"

下面的人纷纷咽了咽口水，拿笔的手直哆嗦，汗水滴答滴答直往下流。我坐在上面也是后背发凉，默默擦了一把汗。

碎帕："在这点上我同意觉帕的观点，要是我们晕倒在向夜总会收保护费的现场，你说，人家是先救人还是先给钱，我们是收保护费还是碰瓷？"

觉帕："碎帕说得很好，辅导完后，我们要考试，不及格的人直接淘汰，我们不需要这种没有集体荣誉、不爱惜身体的兄弟。"

碎帕看了看我，说道："下面，让我们以热烈的掌声，欢迎郝医生为我们做辅导，欢迎。"

现场爆发出热烈的掌声，所有人都目不转睛地看着我，我努力控制住自己内心的恐惧，开始辅导。

"大家好，我叫郝文才，今天我和大家共同学习睡眠的相关知识。如果大家有不理解的地方，可以随时提出来。"

说完这句，我停顿了一下。现场一片寂静，鸦雀无声。碎帕站起来，拉大嗓门儿呵斥道："都聋了？听明白没有？"

"明白！"所有人异口同声地回答道。声音太大了，吓我一哆嗦。

碎帕转头笑着对我说："您继续。"

"大家都知道，睡眠对我们很重要，睡眠能增强抵抗力，促进人体的正常生长发育，使身体得到充分的休息，对于保护我们的身心健康有着极其重要的作用。"

课堂上鸦雀无声，所有人都埋头做着笔记。我手一滑，碰到了桌子上的钢管，钢管顺着坡度滚落在地上，发出"哐"的巨大声响。

所有人都惊跳起来，我赶紧弯腰捡起钢管，道歉道："不好意思，不好意思！"然后将钢管放进桌子抽屉里。

"睡眠有五大作用：一是消除疲劳，睡眠是消除身体疲劳的重要方式，所以我们会感觉忙碌了一天后睡一觉，起床后整个人都精神了；二是保护大脑，因为大脑在睡眠状态下耗氧量会减少，这就有利于脑细胞的能量贮存，有利于保护大脑；三是增强免疫力，睡眠能增强机体产生抗体的能力，从而增强机体的抵抗力；四是促进生长发育，这一点，有孩子的朋友应该知道；五是延缓衰老，睡不好身体垮了，自然多病多灾。"

诗狰用铅笔戳了戳前面的小弟，悄声说："嘿，情绪的绪和睡眠的眠怎么写？"

小弟回头看了下，没敢说话。

诗狰继续戳小弟，被碎帕看到了，碎帕呵斥道："不会写的字就画圈。"

诗狰摸了摸后脑勺，低着头继续做笔记。

我继续说道："导致失眠的原因有很多，包括情绪、作息时间、睡眠环境、躯体疾病等。现在的年轻人失眠率较以往提高不少，主要就是作息时间混乱，躺床上玩手机、打游戏、泡酒吧、吃消夜、抽烟喝酒等都是失眠的诱因，大家有什么不明白的吗？可以提出来。"

下面的人都认真地记着笔记，没人提问，我问道："都没有吗？"

现场依旧鸦雀无声，碎帕大声呵斥道："都是哑巴啊？诗狰，你来提问。"

诗狰缓缓站起来，看看我，又看看老大，摸了摸头，终于憋出个问题："请问医生，我起床总是腰痛，是不是失眠？"

"不是，可能是肾的问题。"我很认真地回答了他，没人提问后我继续讲课。

"失眠的标准有很多，实质上都差不多。《中国精神障碍分类与诊断标准（第三版）》中，失眠症的诊断标准是：一种以失眠为主的睡眠质量不满意状况，其他症状均继发于失眠，包括难以入睡、睡眠不深、易醒、多梦、早醒、醒后不易再睡、醒后不适感、疲乏，或白天困倦。失眠可引起病人焦虑、抑郁，或恐惧心理，并导致精神活动效率下降，妨碍社会功能。"

我在上面讲课，碎帕和觉帕拿着武器在周围巡视，一副随时要打人的样子，像考场上的监考老师。

"失眠的症状标准：一是几乎以失眠为唯一的症状，包括难以入睡、睡眠不深、多梦、早醒，或醒后不易再睡，醒后不适感、疲乏，或白天困倦等；二是具有失眠和极度关注失眠结果的优势观念。

"严重标准：对睡眠时长、质量的不满引起明显的苦恼或社会功能受损。

"病程标准：至少每周发生三次，并至少持续一个月。

"排除标准：排除躯体疾病或精神障碍症状导致的继发性失眠。

"大家有没有什么疑问？"

现场依旧鸦雀无声，碎帕大声呵斥道："哑巴啊？诗狰，后面的提问都由你来。"

诗狰缓缓举起手，问道："请问医生，我每天晚上都起来上厕所，是失眠的问题吗？"

"不是失眠的问题，可能还是肾的问题。"

在场的人都捂着嘴，但没人敢笑出来。碎帕挥舞着手里的武器，呵斥道："都把嘴闭上，不准笑，听到没有？"觉帕一脚将笑场的小弟的本子踢飞，小弟道歉后赶紧跑过去捡起本子，继续做笔记，现场瞬间安静下来。

没人提问后我继续讲课："失眠的危害有很多，主要影响有以下几个方面：一是身体免疫力下降，对各种疾病的抵抗力减弱，容易诱发焦虑症、抑郁症、心脏病、高血压等；二是影响工作、学习和生活，失眠往往导致白天精神不振，工作效率低下，紧张易怒，严重的还会导致悲观厌世；三是儿童失眠会导致睡眠质量下降，直接影响身体的生长发育；四是其他方面，太多了，随便说一些吧，比如脱发、体重急剧增加或减少、加速衰老、皮肤暗淡、性生活质量差等。大家有没有什么疑问？"

诗狰缓缓举起手，问道："请问医生，我一碰我女朋友，她就说想睡觉，是不是因为她睡眠不好？"

"结合你之前的症状，这次应该是肾的问题了。"

现场的人都没忍住，"扑哧"笑出了声，两个老大也乐呵呵的，没再训斥大家。

我见现场气氛缓和了很多，继续说道："咱们来说说如何提高睡眠质量吧，我大致说九点。

"一、早上，不睡懒觉，不管晚上几点睡，早上都坚持按时起床。

"二、午休，不超过半小时，午休过多会影响晚上休息。

"三、晚餐，要少而精，不吃油腻辛辣的食物，也不要吃太多，可以吃一些便于消化的食物。

"四、运动，平日里要加强运动，提高身体免疫力，睡前不宜做剧烈运动，可以散散步、打打太极拳之类的。

"五、饮料，睡前不要喝咖啡、茶和酒等刺激性、重口味的东西，可以喝一杯牛奶或者温水。

"六、泡脚，睡前泡脚有利于促进全身的血液循环，也可以放松腿部肌肉，让身体从紧绷的状态中解脱出来。

"七、按摩，睡前做一些简单的按摩，帮助放松身体肌肉，对提高睡眠质量也有帮助。

"八、静心，睡前不要看费脑子的电影和书，也不要玩手机、打游戏，否则会让大脑一直处于兴奋的状态。

"九、性生活，合理的性生活对睡眠也有极大的帮助。

"如果每周有三次以上的睡眠障碍，且持续一个月以上者，就应引起重视，及时就医。大家有没有什么疑问？"

诗狰缓缓举起手，问道："医生，这个第九点，唉，算了，我肾有问题。"

现场的人终于没忍住，哄堂大笑，两个老大也笑得前仰后合。

后面又进行了一系列辅导和问答，这帮孩子还是很上心的。最后我出了题，考的都是课堂上讲的，所有人都通过了测试。

诗狰不会写的字太多了，笔记上全是圈，最后考试采用口语问答的形式。

临走时，所有小弟站成两排，夹道欢送我。

碎帕："郝医生慢走。"

所有小弟弯腰鞠躬道："郝医生慢走。"

别说，还真有点古惑仔的感觉。

4

碎帕和觉帕送我到门口，说："郝医生，这都来了，玩几天再走吧。"

我："还是不了吧，家里人都挺担心我的，就不给二位添麻烦了。"

"放心，我们已经将你刚才上课的照片发给你的家人和单位的同事，已经请好假了，而且这几天海上有暴雨，不方便出海，暴雨过后我们再送你回家吧，你安安心心地在这里度假吧。"觉帕得意扬扬地说。

我不敢拒绝，只能答应下来。

两位老大准备送我到酒店，上车后就聊了起来。

我："你们一个丸七会，一个碎丸社，这两个名字好别致，有什么讲究吗？"

碎帕："多少年前的事了，说来话长，不提也罢。"

觉帕："有啥不能提的，我来说。那时候我俩是兄弟，情同手足，一起打天下。我俩喜欢上同一个姑娘，叫穗香。穗香和我青梅竹马，很喜欢我，可惜我家里穷，她为了给她爸爸治病，嫁给了碎帕。碎帕一直怀疑穗香和我有一腿，把穗香看得很紧。我俩经常为这事打架，在当地闹得沸沸扬扬的。有一次打进了警察局，上了报纸，穗香爸听到外面的风言风语，一口气没上来，气死了，穗香心一横，上吊了。后来我成立了丸七会，就是'玩妻会'的意思，我要一辈子羞辱碎帕这个懦夫。他就成立了碎丸社，就是和我干到底的意思。"

碎帕抽着烟，叹气道："问世间情为何物，直教人生死相许。我和穗香原本情投意合，幸福美满，都是你出来坏事，穗香死了也不会原谅你的。"

觉帕："我和穗香是清白的，你喜欢她，就不应该质疑她。"

碎帕："我没有质疑她，我是质疑你。"

他俩就在那里你一言我一语地争论着，那些话不知道说了多少年，多少遍，这个心结可能一辈子也打不开了。

5

快到了，我也没工夫听他们争论，快下车的时候我说道："两位老板，我有句话不知当讲不当讲？"

"但说无妨。"

"你们都是有情有义之人，过去的事我就不多说了。你们做的这些事长久不了，那帮孩子都还小，也不能混一辈子啊。"

"你想说什么？"

"咱们别干这个了，迟早出事儿。"

"我们也想过，不干这个，那干啥？我们不会啊。"

"这样吧，我给你们一个建议。你们既然这么重视健康，重视睡眠，不然你们开个睡眠管理公司，用现在管理下属的这套方法来管理客户。失眠改起来很难，你们可以强行让客户改掉不利于睡眠的习惯，用强硬手段提高客户的睡眠质量，怎么样？"

"有点意思，我们琢磨琢磨。"

"好的，你们回去温习功课吧。对了，你们这个社团的名字心理暗示太强，不利于睡眠啊。"

"什么意思？"

"碎丸社，就是睡晚社；丸七会，就是晚起会。你们一个晚睡，一个晚起，和早睡早起背道而驰，这睡眠当然不好啦，改改吧。"说完这句我转身离去，留下两个老大在车里凌乱。

殇国养生团（二）

1

第二天早上，我在酒店吃完早餐，准备去海边溜达溜达。刚出酒店大门，一辆银色面包车突然急刹车停在我面前，车门打开，下来一群人，将我团团围住。

这个画面太熟悉了，又是那群人。不同的是服装统一规范了，都是白衬衣、黑西裤和黑皮鞋。我有一种不祥的预感，问道："你们又要干吗？"

车上下来一个人，同样的着装，只是脖子上多了个工作牌，手里拿着文件夹，黑色短发，看上去像是房产中介，我定睛一看："诗狰？"

诗狰："郝医生，又是我。"

我："你们这是干吗？"

他冲我邪魅一笑，朝小弟一挥手，说道："去了你就知道了，给我绑了。"

"快把我放……放开我。"我话没说完，嘴里就被塞上布团，头被套上黑布袋，再次被强行拉上面包车。

车开了半小时，这颠簸的路况我太熟悉了，指定又是去昨天那个厂房。

我一路挣扎，车到半路，诗狰命人将我头上的头套和嘴里的布团取下来。

"你们老大肯定说的是把我请过去，你们这样绑我，不怕他生气吗？"我生气道。

"郝医生，老大说的是将你绑过去，我听得一清二楚，不信你问他们。"诗狰朝小弟们扫了一眼，一群人纷纷点头。

"你们这次叫我去，又是辅导睡眠吗？昨天已经辅导过了。"

"到了就知道。"诗狰说完这句话，又命人用黑布袋将我的头套住。

"你们老大昨天开车送的我，我认识路，套上有啥意义？"我实在憋得难受，大喊道，可惜没人理我。

2

车到了，又听见铁门推开的声音。

"老大，人带来了。"诗狰说道。

"嗯，解开吧。"这是碎帕的声音。

我忙甩掉手上的绳子和头上的布袋，现场所有人都衣冠楚楚，统一的白衬衣、黑西裤和黑皮鞋，不知道的还以为是房产中介公司开年会呢，完全不像是昨天那番地痞流氓打架斗殴的场景。

"都愣着干吗，喊老板啊。"碎帕指着我，对小弟呵斥道。

"老板好！"所有人异口同声对我鞠躬喊道。

"谁是你老板，碎帕你这是干吗？赶紧把我送回去，你这是绑架，限制我的人身自由，信不信我报警？"

"还不快给老板端茶倒水，要我教是不是？"碎帕继续呵斥小弟，转身笑着对我说，"郝医生，您别生气，我这次请你过来呢，主要是有……"

碎帕解释着，没等他说完，我抢话道："请我来？只怕不是请，你是让他们绑我过来的吧。"

"我今天确实是让他们把你绑过来的，这不是怕你不配合嘛。"

"配合什么？昨天我已经按照你们的要求做了，今天还要辅导？"

"不，今天是请你和我们合作，做大事，当老板。"

"对不起，道不同不相为谋。"

"你先听我说完，我们昨天和你聊完之后，感触很深。现在是法治社会，每个人都有自己的……"碎帕又在那儿自言自语说了一大堆话，觉帕急得直跺脚，打断道："行了行了行了，说的都是啥，没一句在点上，我来说。"觉帕转身看着我，一本正经地说道："是这样的，郝医生，昨天在车上你和我们说的话，我们回去之后仔细琢磨了一下，觉得很有道理。混黑道不是个事儿，你的商业方案很有创意，也很有市场。所以我们决定，联手做一个健康管理公司，为个人定制睡眠服务，你来当老板。"觉帕说到这里，突然向我鞠躬致敬道，"老板好！"

"老板好！"所有小弟也跟着弯腰致敬。

"别别别，我不是你们的老板。"这可把我急红了眼，还没搞明白咋回事，我就稀里糊涂地成了本地最大的两个帮派的老板了。

觉帕说的话不像是开玩笑，大家起身后，我赶紧问他："你们真的要改邪归正？"

"啥？"

"哦，不，是改行吗？"

"是的，法治社会，你我同行。不能让这帮孩子再浑浑噩噩了，养生，赚钱，过踏实日子。既是对曾经的诀别，更是新生活的开始。"觉帕看着面前的兄弟们，眼睛里噙满了泪水。

难得这帮人想做点正经事，我想着能帮就帮一把吧。我说："好吧，既然你们这么有心，我可以给你们做点事，当老板就算了，当个技术顾问吧，提供睡眠方面的技术支持。不过先说好，我既是技术顾问，也是纪委委员，违反法律和道德的事情我坚决不参与，而且会举报。"

"好的，郝老板。"碎帕和觉帕齐声说道。

"啥？"

"好的，郝顾问。"

"好好好，就这样吧。"

制定好业务流程、操作细则和规章制度后，早睡早起健康管理工作室正式成立了。

3

经过商议，我们决定将目标客户锁定在常年活动于殇国夜总会的老板身上。

晚上9点半，碎帕和觉帕找到之前收保护费的夜总会老板，在他的帮助下，两人主动走进一家豪华包间敬酒，大家都知道，来这里消费的都是兜里有银子的金主。

坐在包间里的是一个身材微胖的大背头，是本地地产开发商，叫坤斯。

碎帕和觉帕不愧是江湖中人，说话很对坤斯的胃口，很快就和他打了一片。一番寒暄后，碎帕按照我交代的睡眠知识点，开始切入正题。

碎帕："坤总，您日理万机，工作繁忙，不知道睡眠怎么样？"

坤斯："唉，别提了，睡不好，早上起来头像炸了一样。"

碎帕："去医院看过吗？"

坤斯："看过，开了安眠药，医生说光吃药是不能解决问题的，需要调整生活节奏，不能熬夜，还得忌烟忌酒，你说我这圈子，怎么做得到啊？"

碎帕："您说您这家大业大的，没个好身体可不行。安眠药是治疗手段，但是作息对于睡眠也很重要，老熬夜可不行，早睡早起身体才好。"

坤斯："没办法，改不了，吃了好多药，试了好多偏方，还是不行。这么多年的习惯，改不了。我啊，迟早有一天得猝死。"

"您也别太悲观，说来也巧，我们兄弟以前也是长期受失眠困扰，后来接受了一个医生的建议，全方位立体式制订了一套安眠计划，一周时间，就调整好了睡眠，效果挺好的。"碎帕看了一眼觉帕，觉帕立马附和道："是的，我现在的睡眠就比之前好多了，抵抗力也上来了，以前的小毛病少了好多，吃得好、睡得好，干啥都得劲儿。"

"这么神奇？"坤斯半信半疑道。

碎帕："真这么神奇，我们刚刚成立了早睡早起健康管理工作室，正准备大力推广呢。"

坤斯放下手中的酒杯，说道："那，你们也给我制订一套呗。"

碎帕和觉帕对视一眼，心中窃喜。

碎帕："也行，不过您需要和我们签合同，因为我们的计划是改善您的作息和睡眠习惯，需要您无条件配合，中途不能退出和反悔，否则就会前功尽弃。如果您中途退出，需要百倍赔款，还要登报道歉。"

坤斯摸着下巴，有点犹豫。

觉帕及时跟上，说："身体可是您自己的，我们也是为您好，不敢马虎。"

坤斯把心一横，说道："行，就当是救自己的命吧。"

"坤总果然是干大事的人。"碎帕一番夸赞后继续说道，"费用方面，一个计划周期为七天，我们给您制订的是顶级计划，人员和设备都是最好的，费用是 10 万元。"

"钱不是问题，只要能给我调整好睡眠，我不但请你们吃饭，还给你们介绍新业务。"

碎帕笑得合不拢嘴，他朝诗狰一挥手，诗狰拿出合同摆在桌子上，说道："坤总，这是咱们的合同，确认无误后麻烦您签字。"

坤斯拿起合同，扫了一眼，拿起笔签了。

4

坤斯刚刚放下笔，觉帕就朝诗狰使了个眼色，诗狰打开门，喊了声："干活儿。"

一群小弟冲了进来，抬起坤斯就往外走，狠狠塞进那辆银色面包车。

坤斯边挣扎边说:"这是干吗?你们要干吗?放我下来。"

碎帕:"坤总,签了合同,咱就开始干活儿。现在已经晚上 11 点了,您需要按时睡觉。"

坤斯:"现在还早呢,这才晚上 11 点,让我再玩会儿。"

碎帕:"不行,合同上说了,您需要无条件配合我们,否则百倍赔款。"

坤斯:"赔就赔,老子不差这几个钱。"

碎帕:"登报道歉呢?"

坤斯:"嗯……好吧,我不是怕丢人,咱得有契约精神是不。"

"对嘛,您早这么说,我也不会将您抬出来。"碎帕坐在副驾上,对坤斯说,"坤总,麻烦您带个路,我们要送您回家了。"

坤斯说出了家庭地址,左右两边都被人夹着,动弹不得,也只有乖乖配合。

半小时后,到家了。这屋子就他一个人住,两百多平方米的大平层。

觉帕和我通了电话,我结合坤斯的实际情况,给他安排好下一步行动。

坤斯坐在沙发上,顺手开了一罐啤酒,拿起一只卤鸡脚准备啃。觉帕疾步向前,一把夺过鸡脚,扔进了垃圾桶。

坤斯:"你干什么?扔了干吗?"

觉帕:"睡前吃零食,摄入酒精,都不利于睡眠。"

坤斯:"我饿。"

"吃这个吧。"觉帕命小弟拿出一块全麦面包和一杯热牛奶,放在坤斯面前,冷冷地说,"热牛奶和全麦面包有利于睡眠,吃吧。"

坤斯想拒绝,可看着满屋子穿着制服的小青年,知道打不过,还是吃了。

吃完后,坤斯走进浴室准备冲凉,刚打开水龙头,诗狰就冲进了浴室。

"你干吗？你给我出去，我光着身子呢。"

诗狰没理会他，将浴室喷头冷水调成了温水，觉帕说："睡前洗热水澡，有利于血液循环，助眠。"

坤斯想换成冷水，可诗狰抱着手站在一旁直愣愣地盯着他，僵持了一会儿，坤斯还是妥协了。

洗完澡后，坤斯走到卧室，刚躺上床，小弟们又冲了进来。

"你们又要干吗？这是我的卧室，我要睡觉。"

"睡前按摩，有利于睡眠。"

诗狰没理会他，四个人将他翻过身来，让他趴在床上，强行进行按摩，有的捶腿，有的捏脖子，有的按摩头，有的推背，这群人虽然笨手笨脚，好歹落点比较准确，我下午的突击培训还是有点效果。

坤斯一开始还很反抗，按了没一会儿，就安静享受了，按了20分钟左右，众人撤下。

坤斯翻身躺下，拿起手机，刚刚打开微信准备和小妹妹们聊天，诗狰带着小弟们又冲了进来，坤斯显然已经习惯了这种操作，只是安静地看着他们。诗狰一把夺过手机，调成静音后放进了一个透明的盒子里锁上了。

觉帕解释道："睡前不能看手机，大脑兴奋不利于睡眠。"觉帕说完这话，朝兄弟们一挥手，说："开始布置睡眠环境。"小弟们七手八脚开始忙活起来。

觉帕指挥道："卧室的光线宜暗，拉上窗帘。安静的卧室更有利于睡眠，这四扇窗户关三开一，保持空气流通。"

诗狰卷起袖子，一个箭步冲上飘窗，麻利地关上了三扇窗户，拉上窗帘。

"睡眠环境宜凉爽，保持在 18.3 摄氏度是理想的睡眠温度，现在是 21 摄氏度，开空调。"觉帕观察手里的温度计，紧接着用手摁了摁床垫和枕头，说道，"床垫比较坚实，合格。枕头太高太硬，换成15厘米高的乳胶枕。放助眠音乐，摆放香熏……"

诗狰带着弟兄们一顿忙活，终于弄好了。

坤斯看得目瞪口呆，还没反应过来，"啪"，灯关了，所有人一溜烟出了卧室。

过了20分钟，觉帕通过窃听器察觉到卧室里还有动静，断定坤斯根本没睡。他朝弟兄们一挥手，一行人又冲进了卧室，将在床上辗转反侧的坤斯带出了卧室，送进了书房。

坤斯："你们这是做什么？不是要我睡觉吗？又把我拉出来干吗？"

觉帕："在床上超过20分钟没睡着，就起来做点别的事。"

坤斯："做什么，喝茶聊天？"

觉帕："不是，看书或无聊的电视剧，这里有一本高考物理金题库，您慢慢看吧。"

坤斯："这书我看不进去。"

"没事，我们有视频版。"诗狰说完，一拍手，走进一个小弟，拿出一个平板电脑，开始播放金题库视频。

觉帕带着兄弟们走出书房，在门外守着。不到半小时，坤斯打着哈欠说："困了，睡觉吧。"

坤斯走进卧室，关灯，睡觉。

觉帕和碎帕带着兄弟们在客厅沙发上休息，我买了消夜送过去，碎帕一本正经地说："不了吧，不利于睡眠，咱们干这个的要以身作则。"

一旁的小弟们默默吞下了口水，啥也没说，转身睡觉去了。我交代了明天的计划和注意事项，并再三提示，如果失眠很严重，一定要及时就医，这也是整个计划的一部分，我交代完就离开了。

诗狰送我到门口，对我说："郝医生，你这点子真绝。"

我："肯花这个钱的人不多，以后的营销策略还得调整，平民化消费才是趋势。"

诗狰："嗯，我也觉得太贵了。"

我："怎么样，这钱赚得有尊严吗？"

诗狰："有，太有了。我要继续努力，做好业务，让他们心甘情愿地付钱，完事儿还得感激我。"

我笑着拍了拍他的肩膀，打车回酒店了。

第二天早上6点，闹钟准时响了。碎帕和觉帕一行人赶紧洗漱和收拾个人卫生。半小时后，他们准时走进卧室，将坤斯喊醒。

"老板，起床了。老板，起床了。老板，起床了。老板，起床了……"就这样低沉连续地叫了5分钟，坤斯终于醒了。他一看时间，摇头说道："这么早啊，大哥，要命呢，能不能让我多睡会儿？"

"不行，您需要在固定的时间起床，坚决不赖床，不睡回笼觉。"

"那我这么早起来做什么啊？"

"运动！"

一行人将坤斯拉到海边，推着拉着跑了3公里，坤斯累得气喘吁吁。之后，吃早餐，洗澡，到公司去了。

坤斯走进公司，后面跟着诗狰和一众小弟，公司的人都傻眼了，老板今天看起来相当有排场。坐到办公室后，秘书拿来一沓文件和一杯咖啡，坤斯拿起咖啡正准备喝。诗狰一把夺过，递来一杯蜂蜜水，说："咖啡属于刺激性饮料，不利于睡眠，喝点这个吧。"

秘书在一旁不敢吭声，坤斯已经习以为常，示意秘书下去，默默端起了蜂蜜水。

一上午时间，坤斯屡次想要睡觉，都被拦住了。好不容易熬到午休，坤斯躺下，美滋滋地睡着了。

15分钟后。

"老板，起床了。老板，起床了。老板，起床了。老板，起床了……"

坤斯恼羞成怒，大喊道："我就想睡会儿觉，不行吗？"

"老板，午休时间控制在15分钟。"

坤斯叹了口气，起床对着电脑玩起了蜘蛛纸牌。

下午 3 点左右，有人打电话约他下午 6 点吃饭，问坤斯吃什么。

坤斯看了看诗狰，问道："我应该吃什么？"

诗狰："清淡一点的食物，不要辛辣油腻。"

坤斯拿起电话，说道："咱们喝点排骨汤吧。"

隐约听到电话那头发出嘲笑声，坤斯尴尬地挂了电话。

下午 6 点，大家来到吃饭的地方，坤斯最后一个到，他走进包间，身后跟着一群穿着制服的小伙儿，在场的土豪大佬都蒙了。

胖土豪："坤斯，排场够大的啊，你这是带的保镖吗？"

坤斯："不是。"

瘦土豪："你是不是被催款公司盯上了？"

坤斯："也不是。"

胖土豪："那他们是干吗的？"

坤斯："这是睡眠公司，帮助我改善睡眠的。"

众土豪笑得合不拢嘴，完事儿拿起面前的拉菲，往坤斯的杯子里倒酒，说："来来来，喝了这杯酒，回去睡得更踏实。"

杯子刚刚放在坤斯面前，就被身后的诗狰一把夺过去，换成一杯牛奶放在他面前。

土豪急眼了，指着诗狰呵斥道："你算什么东西，敢抢老子的酒？"

诗狰一群人没回话，脱掉上衣扔在一旁，一身带有文身的腱子肉吓得土豪赶紧坐回去。

土豪没多问，只是安静地吃饭，整个饭局基本上都没人说话。

饭后，坤斯很自觉地推掉了土豪安排的 KTV，在诗狰他们的簇拥下回了家。车在开到离家 3 公里时停下了。

坤斯："又要干什么，我的大哥？"

诗狰拿出事先准备好的运动鞋和衣服，说："来点轻运动，走回去吧。"

坤斯叹着气，摇着头，换上了衣服和鞋子，慢慢往回走，身后跟着面包车。

到家后，一切又如同昨天一样，井然有序地进行着。

就这样过了一周，坤斯的睡眠奇迹般地调整好了，最后两天他不需要别人监督，也能自然入睡，醒来后神清气爽。

结账时，他握着觉帕和碎帕的手说："恩人啊，真是我的大恩人！"

觉帕："这是我们应该做的，您是我们的客户，让您睡好是我们的工作。"

"来，这里还有 5 万块，是单独给你们的辛苦费，这段时间我是睡好了，你们却饱一顿饥一顿的，回去加个菜。"

诗狰收下钱，深深地鞠了一个躬。

碎帕说："谢谢坤总，还希望您能给我们早睡早起健康管理工作室打个广告，推荐些客户。"

"没问题，上次那个老板，睡眠比我还差，我跟他说说，多给你们宣传宣传。"

"谢谢老板！"众人异口同声鞠躬道。

5

晚上，碎帕和觉帕召集所有员工，开了一个总结大会，总结这阶段的工作，表扬优秀员工，发掘存在的不足，制定下一步整改措施。

说完后，碎帕说："下面有请我们的技术顾问郝医生，给大家讲两句。"

现场爆发出雷鸣般的掌声，我摸了摸脑袋，说："看到大家的改变，我由衷地为你们感到高兴。睡眠是一门艺术，作为失眠克星，你们都是最优秀的艺术家。希望大家再接再厉，再创新高，为了新生活，加油！"

"加油！"所有人挥着拳头高喊道。

6

一周后，我回国了。

觉帕和碎帕派诗狰跟着我回国，开辟国内市场，继续做大做强，诗狰也成了我的"小弟"。

一天，诗狰接了一个大单，客户叫张阳朝，是互联网大佬。诗狰来医院接我，我收拾好东西，来到大门口，刚好撞见院长。

院长见我要开溜，拉着脸说道："老郝，你这是干吗？"

我："我……我出来买包烟。"

院长："你不是不抽烟吗？"

我："我……最近抽上了。"

院长："别以为我不知道你早退，之前请假半个月我还没跟你算账呢，今天又要早退，赶紧回去。"

我："院长，我请个假……我有事……"

院长估计心情不好，跟我说话的语气很重，推搡着让我回去。

"快回去，不然扣你绩效。"话音刚落，诗狰带着弟兄们从面包车里冲了出来，跑过来将院长团团围住，院长吓得说话都不利索了。

"你们……你们……这是要干吗？"

诗狰看着我，说："大哥，你说怎么办？"

我整理了一下衣领，清清嗓子，说："没事儿，退下吧。"

一行人麻溜地上车了，院长看着我都傻眼了，说："他们……你……这是？"

"小弟不懂事，没吓着您吧。"

"没……没有。"

"那就好。对了，院长，我可以请个假吗？"

"再见！"

我转身上车，留下院长在门口凌乱。

老郝说

很多人都说自己睡不着、睡不好，受到了失眠的困扰。那么，失眠的定义到底是什么呢？世卫组织对失眠的定义是，一周内至少三天入睡困难或难以维持睡眠，内心苦恼，白天精力不济；同时可能有身体紧张、心跳加快、出汗等躯体症状。

失眠的出现通常受到很多因素的影响，比如诱发因素和易感因素。诱发因素，如突发事件、考试压力、创伤性事件都会造成个体失眠。易感因素，则包括生物因素、心理因素和社会因素。其中，生物因素是指个体的身体情况，如是否患有心脑血管疾病等；心理因素是指个体的人格特征，是否容易受到各种因素的影响；社会因素是指个体所处的环境，如某人住在宿舍，每个舍友的就寝时间不同，也会对其产生影响。

德古拉的诱惑

1

下了班，老周和我说好，一起去小广场旁边新开的饺子馆吃饭，听说那里的韭菜鸡蛋馅饺子每天供不应求。

饺子馆对面是一个小广场，刚开了一个灯光喷泉，妖娆婀娜的喷泉在五颜六色的灯光映衬下分外夺目。有美景，有音乐，有广场，这里自然成了广场舞的胜地。

"老郝，你看那是不是黄老太？"老周用筷子指着远处，我顺着方向看过去。只见广场上一群老头老太太在跳舞，那个身穿红色舞蹈服，像火焰一样跳跃的身影就是黄老太。她的舞伴是个舞姿僵硬的陌生人，他跟黄老太配舞，就像飞蛾扑火。

我说："走吧，我们去瞧瞧。"

"嘿，饺子还没吃呢。"老周一口气夹了四个饺子塞到嘴里，边扫微信边嘟囔道，"饺子钱我先垫上，回头你给我。"

2

我们走了过去，音乐还在继续，黄老太和老头陶醉在广场舞的海洋里无法自拔。老头身子往前倾斜，黄老太慢慢往后下腰，两人越贴越近，旁若无人。

老周八卦地凑到我耳边说："这该不会是黄老太的新男友吧？"

我耸了耸肩："不知道。"

老周小声说："我去打探打探。"

老周一番打量，挑了挑眉对黄老太说道："哟，这是换了新舞伴呢？"

黄老太看见我们，甩了一句："滚一边去，小心踩死你们。"说完继续跳舞。

我和老周随便找了把长椅坐下，静待音乐结束。

终于等到舞曲结束，她拿着水杯喝了点水，对我说："今天下班挺早的啊。"

我回答道："老周说这里新开了一家饺子馆，请我吃饺子呢。"

黄老太说："哟，老周这么大方啊。"

老周笑嘻嘻地说："这有啥，你要吃，我也请你。"完事儿转过头，恶狠狠地看着我。

"这位是？"我指了指面前这个脖子上戴着大金链子，手腕上戴着大金表，恨不得把银行卡穿成串贴背上的老头。

黄老太说："忘了介绍，这是我们舞蹈队的新成员沈……沈……沈四万。"

只见沈老头挠了挠头，尴尬地说道："沈万四……就是四万倒过来的那个万四。"

老周笑着说："沈万四，是不是比沈万三还要有钱的万四啊。"

老沈笑而不语，理了理衣领，更加挺直了腰板，从包里拿出一个水杯。

"这是郝医生，这是老周。"黄老太指了指我们，介绍道。

"说来我也是做医疗起家的。"说完，老沈拿起水杯喝了一口，嘴角却留下一抹红色，他从兜里拿出一张纸巾擦掉。见我们都看着他，便解释道："哦，番茄汁，鲜榨的。"

"沈先生这一身行头含金量很足啊，不知道沈先生是做哪门生意的？"我好奇地问。

沈万四摆摆手说："医疗器械，赶上了好时候，小赚了一点。那些年为了应酬，吃吃喝喝伤了身体，现在不干了，就想好好调理身体，享受生活。打打高尔夫、保龄球之类的，最近才开始学跳舞，你别说，还挺有趣。"老沈说这话时嘴角上扬，一旁的黄老太满眼崇拜，只差没跪下了。

老周撞了撞我的胳膊，小声嘀咕："切！有钱了不起啊，说得跟谁没钱似的。"

我趁机说道："那饺子钱，我不给了啊。"

"没戏！"老周咬牙切齿道。

稍作休息后，黄老太大声吆喝起来："大家注意一下，有件事和大家商量一下，来这边集合。"黄老太不愧是舞蹈队的灵魂人物，她一吆喝，大家纷纷靠了上来。

黄老太："隔壁舞蹈队都组队去三亚旅游了，咱们没钱去三亚，也得开展点活动啊。我提议，这周开个化装舞会，不花钱，不折腾，还洋气，大家觉得怎么样？"

"好，好，好。"大家都积极响应。

黄老太："只是现在有一个问题，舞会场地定在哪儿比较好呢？"

现场渐渐热闹起来，大家纷纷建言献策。

"要不公园吧，够大。"

"公园人太多了，太引人注目，要不订个农家乐？"

"农家乐感觉太小，环境也差，不适合舞会。"

就在大家你一言我一语、僵持不下之时，沈万四抬抬手招呼了一下，说道："大家安静一下，我有个建议，我在郊区有套别墅，欧式装修风格，地方大又安静，不介意的话，就去那里举办舞会吧。"

黄老太的眼神更加亮了，有种见了偶像的感觉："好好好，就这么定了吧，感谢老沈给我们提供活动场地，大家都回去准备吧，都用心点啊。"

现场舞友纷纷拍手叫好，对沈万四点头称赞。

老周边鼓掌边感叹道:"有钱真的了不起。"说完转身对我说:"老郝,你说化装舞会,我穿什么衣服,既有个性又抢眼,还省钱呢?"

我:"你扮个皇帝吧,九五之尊,多拉风。"

老周:"那衣服得多贵啊。"

我:"不贵啊,一分钱都不花。"

老周:"嗯?一分钱不花是什么衣服啊?"

我:"你扮个《皇帝的新衣》里面的皇帝,全裸,要个性有个性,要夺目有夺目,关键是不花钱。"

老周:"……"

3

舞会当晚,在老沈郊区的别墅里,大厅明亮又宽敞,还特意布置了一番,旁边摆满了水果小吃,还有红酒。我从老年大学戏剧班借了一套茅山道士的服装,身背捉妖宝剑,看起来还挺像那么回事。一转眼看到老周,他身穿皮草,拖着个大尾巴,头戴狼头套,眼睛部位竟然还夸张地亮着红灯。

我:"老周,你这身打扮挺酷,哪儿找的?"

老周:"二手市场淘的,花了我五十大洋呢,今天非得吃回来不可。"说着往嘴里塞了块鸡排。

我:"黄老太还没来吗?"

老周:"不应该啊,我也纳闷,没看到她呢……"

正说着,大厅灯光突然暗了,一盏射灯照到了楼梯上,只见黄老太和老沈出现在我们面前。

"啊,这敢情是来参加婚礼的?"老周指着老沈,说道,"你看这沈老头打扮的是啥?"

老沈穿了白衬衫、黑西裤,配上尖头皮鞋,外面套了一件黑色大披风,尖牙齿,眼睛血红,脸色煞白,仿佛下一秒就要咬人。

我："吸血鬼吗？那獠牙也太夸张了。"

老沈很绅士地牵着黄老太，黄老太穿了一身黑色长裙，佩戴了水钻耳钉，头上还戴个皇冠，浑身闪闪发光。老沈绅士地牵着黄老太的手缓缓走到舞池中央，黄老太试了试话筒的音，说："欢迎各位参加化装舞会，感谢沈先生给我们提供如此好的场地，也感谢大家对舞蹈队工作的支持，祝大家今天玩得开心，玩得愉快。下面由我和沈先生一起给大家献上一支舞。"说完老沈向黄老太伸出手，做出邀请的姿势，一起翩翩起舞。

"啧啧啧，这舞姿，我蹲厕所脚麻走路都比他好看。"老周扶了扶狼人头套，讽刺道。

"这是交际舞，跳得也还可以，咱们也可以去学学。"我说。

"我才不学，除了《小苹果》的广场舞，其他舞蹈都不是正统的。"老周点亮了狼头眼睛上的灯，像一只急红了眼的狼。

一曲结束后，周围人都发出了热烈的掌声。大家像商量好的一样，拍马屁似的夸赞着沈万四，站在身边的黄老太也很高兴地和大家打趣。随着音乐响起，大家纷纷去舞池中央跳起舞来。黄老太拿起两杯红酒，递给了沈万四一杯，而沈万四并没有拿着就喝，而是换了个空杯，从他的大披风里拿出一个密封小袋，将小袋里的液体缓缓倒入杯中，说道："我不喝酒，还是喝鲜榨番茄汁吧。"

"你俩这舞跳得真不错，简直是一场视觉盛宴。"我拿着酒杯向他们示意，并抿了一口。

"老郝，你过奖了，难得听到你夸人。"黄老太笑着和我碰了碰杯。

"今天真是多亏了老黄带着我，我才没出什么差错，不然她的鞋子可就要遭殃啦。"老沈点点头，对黄老太说道。

"哪里，别谦虚啦，你进步很快，还得谢谢你给我们提供这么好的场地，舞会的效果才能这么好。再说就算踩坏了，你给我买一双新的不就完了。"黄老太开玩笑地说。

"买买买！哈哈！"老沈举起酒杯，说道，"既然这么高兴，我们走一个？我干了，你们随意啊。"

老沈和黄老太拿起酒杯碰了碰，黄老太正要喝酒，被跳舞的人群一挤，酒杯突然滑落掉到地上，玻璃碎了一地，发出清脆的响声。

"哎呀！"黄老太惊呼一声，俯身说道，"不好意思，我来捡，我来捡。"随即蹲下捡玻璃片。

我刚要蹲下帮她捡，又听见一声："哎哟。"黄老太右手食指被碎玻璃片划了道口子，鲜血直流。

"别慌，我来看看。"老沈飞快地蹲到黄老太身旁，拿起黄老太流着血的手就往自己嘴里放，开始吮吸起来，那动作异常熟练。

"哎，不用了，不用了。"黄老太哪里见过这场面，当时就愣住了，只能连忙道谢，"谢谢你啊，谢谢。"

老沈没有回应，而是继续吸着血，神情很兴奋，再配上他那假的獠牙，场面格外血腥。

"你有没有觉得哪里怪怪的？"老周撞了撞我的胳膊问道。

"我来处理，老周，你去找个冰袋吧。"我蹲下对老沈说道，"老沈，可以了，你这样也不能止血啊。"

"没事儿，我把玻璃碴儿吸出来。"老沈说完低头继续吸着。黄老太觉得不太舒服想要收回自己的手，却被老沈用力扯了过去。

"好痛。"突然黄老太一声大叫。

跳舞的人群被这边的吵闹声吸引了过来，我一把推开老沈，仔细检查黄老太的伤口，她的手仍旧在出血。周围的嘈杂声越来越大，大家对着老沈指指点点，原来老沈被我一推，屁股兜里的东西被坐爆了，流出一地鲜红的液体，而他浑然不知，在衣服上抹了抹，伸出手想去拉黄老太。

黄老太一见沈万四鲜红的手想拉自己，嘴边还残留着一些血液，差点吓哭了。

"吸血鬼，他是吸血鬼。"黄老太指着老沈哭着说。

"不是，不是，我只是想给你止血……"沈万四慌乱地解释着。

"止血上药啊，你吸我手干吗？"

"我是怕有玻璃碴儿，想给你清理一下。"老沈着急地解释道。

"还说你没有吸血，这是啥？"老周气急败坏地拿着一堆红色密封液体袋，扔在沈万四的面前，老沈看着身边的袋子说不出话来。

大家围着这堆红色液体袋议论纷纷。

"啊，这都是啥？"

"红色的，好像是血。"

"是不是什么番茄汁、西瓜汁？"

"番茄汁颜色浅一些，而且没有任何杂质，这不是血是什么？"

"就是血，指定是。"

"真的是吸血鬼吗？好可怕。"

"让他解释清楚。"

"对，不然就报警。"

随着周围的质疑声越来越大，沈万四看着这个情况不知道怎么办，一边垂着头，一边痛哭说："我不是吸血鬼，你们听我解释，我真的不是。"

我把老沈的杯子拿了过来，凑近闻了一下，一股铁锈的腥味传来。

"老沈，我们第一次见面的时候，你喝的也是这个吧。"我问老沈。

老沈看看我，点了点头。

"这些袋里装的都是血浆，你一直喝的也是血浆？"我说。

"我……"老沈欲言又止，再次点头，现场瞬间炸了锅，你一言我一语地热议起来。

"天啊，真的是吸血鬼。"

"我在电视里看过，吸血鬼会飞，像蝙蝠一样。"

"被吸血鬼咬了会变死人的。"

"听说吸血鬼长生不老，老沈是不是几百岁了。"

"我们离他远点儿。"

"我们把他抓住卖了吧，应该值不少钱。"

"你敢抓？咬死你。"

"电视里说了，吸血鬼怕银制品。"

"用木头扎吸血鬼的心脏，吸血鬼当场就会死的。"

"那我们扎一下？"

周围人议论着，老周拿着木头蠢蠢欲动，被我一把推开。

老沈突然拉住我的手，慌忙地说："郝医生，我真的不是吸血鬼。"

我："这些血浆是怎么回事？"

老沈："我……我就是……我就是看见血就兴奋，就想喝，不然就难受。"

我："是从什么时候开始的？"

老沈："三年前吧。"

我："你具体说说吧，没准儿我能帮你。"

老沈沉思了会儿，缓缓说道："三年前，我老伴户外徒步的时候坠落山坡，头撞上石头，流了好多血，全身都是。她被送到医院后抢救了三天三夜，终于捡回了一条命。我浑身都是她的血，那时我就觉得血液太重要了。后来，有一次我削水果把手划到了，口子有点深，流了好多血，我一时慌了神就把手指放嘴里吸。我觉得血流出来，再喝进去就没有流失。没想到血的味道有点咸，有点甜，还有淡淡的铁锈味，我觉得很好喝，特别迷恋那个味道。

"再往后，有一次我的手臂被擦伤了，我看着血在流，心里面痒痒的，就像看见了食物，然后开始舔起来，没想到越舔越鲜美。我一直吸，没一会儿伤口就不出血了，我却停不下来，我拼命挤伤口，想挤点血出来。吸完之后，我又对自己的行为感到恶心。后来，再看到血我就会很兴奋，觉得心里慌慌的，可我喝不到。每天我都不想吃饭，浑身难受，像有虫子在身体里爬一样。"

我问他："那你从哪儿弄来这么多血浆啊？"

老沈说："起初我对血并没有那么饥渴，后来舔得多了，一次比一次量大，就完全控制不住自己了。最开始我选择自残，先是拿小刀划个小小的伤口，吸一点点，起初一个月一两次，慢慢变成一周一次，再后来我每天都需要血浆。有一次伤口划深了，流了好多血，我很兴奋，一边流一边自己喝掉，结果流血过多我就昏倒了。被送进医院后，我仿佛打开了新世界的大门，医院有血库，完全可以想办法在医院找血。我之前一直做医疗器械生意，认识很多医院的人，便通过他们拿到血库过期的血浆，放在冰箱里留着喝。"

"老郝，他这天天喝血的，不还是吸血鬼吗？"老周好奇地问。

"对啊，对啊。"很多人附和着。

"肯定是吸血鬼，我们把他抓起来卖了吧，老值钱了。"

"对对对，卖了大家分钱。"

大家七嘴八舌地讨论着。

"大家安静一下。"我站起来，一字一句地喊道，"大家不要慌，老沈不是吸血鬼，他这是得了异食癖。"

周围人都安静下来，交头接耳，很是疑惑。

"异食癖是啥啊？"老周挠了挠头问我。

"异食癖是一种集消化科、精神科、心理科为一体，由于代谢功能紊乱、味觉异常和饮食管理不当等引起的一种非常复杂的多种疾病的综合征。成年人的异食癖成因很复杂，大都是由心理因素造成的。简单来说，就是吃一些不是食物的东西，比如有些人喜欢吃玻璃，有些人喜欢吃泥土，不吃的话就难受。"我向大家解释道。

"异食癖？能不能治好？"老周问。

"异食癖尚无明确病因，但可能与锌等微量元素缺乏有关，需要及时根据检查结果，选择使用合适的微量元素进行补充调理，适当配合进行驱虫治疗以及心理治疗。心理治疗，以行为治疗为主，引导患者正确进食，对于不良进食行为予以消退性抑制，厌恶疗法可采取中度电刺激。难度不大，预后良好。"

老沈抹了抹眼泪，望着我，说道："其实我也很难受，我也觉得自己很变态，郝医生，你帮帮我吧。"

"明天你来医院吧，我给你列一个治疗方案。"我说。

"放心吧，老郝肯定会治好你的。"老周拍了拍老沈的肩膀说道。

"郝医生，我真的太谢谢你了。"老沈抹着眼泪说道。

疑惑解开后，大家知道错怪了老沈，纷纷开始打扫卫生，擦拭地板，舞会也继续。

4

"我的妈啊，刚才吓死我了。"黄老太拍着胸口说道。

老周摁下狼头上的红灯泡，亮红了眼，说："今天我还选对衣服了，狼人克吸血鬼，老郝的茅山道士也收鬼。黄老太，你算是遇到贵人了。"

黄老太揪着老周的狼耳朵，说："跟你有什么关系，屁话多过文化，去去去，赶紧拿扫帚来扫玻璃碴儿。"

老周："凭什么我去？要扫你扫。"

老周抱着双手，一屁股坐在身旁的椅子上，又"啊"的一声捂着屁股跳了起来。

"什么玩意儿扎到我屁股了？痛死我了。"老周伸手从屁股底下掏出"凶器"，定睛一看，是一颗耳钉。

"谁的耳钉？谋财害命呢？血都给我扎出来了。"

"哎哟，是我的，不好意思。"黄老太一把接过耳钉，说，"老周，我这可是银耳钉，狼人最怕银制品，你没事吧？"

"放心，我不是狼人，不怕银制品。"老周说完摸了摸屁股，看着手大喊道，"我的妈啊，都出血了。"

一旁的老沈流着口水说道："老周，让我吸一口呗。"说完就跟在老周屁股后面吞口水。

老周捂着屁股，边跑边叫道："救命啊！"

老郝说

古今中外，与异食癖有关的传闻屡见不鲜。《南史·刘穆之传》中就有"嗜痂之癖"的典故。据说，在南北朝时期，有一个权贵叫刘邕，虽然每天无所事事，不务正业，却因为位高权重，生活得很滋润。刘邕有一个怪癖就是吃伤口结出的痂，并且认为血痂的滋味像鲍鱼一样美味。他甚至下令痛打手下的官员，这样就可以吃到其他人伤口上结出的血痂。

虽然故事的真实性无从考据，但异食癖患者的喜好确实让人感到匪夷所思。新闻报道中，我们经常可以看到有的人喜欢吃玻璃、吃肥皂、吃头发，甚至还有的人喜欢吃刀片。根据DSM-5，异食癖属于喂食及进食障碍中的一种，需要注意的是，并不是喜欢吃奇怪的东西就是患上了异食癖。

第一，2岁以下的孩子吃奇怪的东西不能算是异食癖。小宝宝对世界的认识方式之一就是把各种东西放到嘴里进行品尝，甚至通过啃自己的手指感到疼痛，才认识到手指是自己的。

第二，如果某人的异食行为是受文化的影响，那么也不能算异食癖。比如，某个族群习惯性地吃土，那么该族群的人吃土就不是异食癖。

异食癖的发病原因除了与锌、铁等微量元素缺乏有关，也与一些心理障碍有关。治疗需要及时根据检查结果，选择使用合适的微量元素进行补充调理，适当配合进行驱虫治疗以及心理治疗。心理治疗，以行为治疗为主，引导患者正确进食，对于不良进食行为予以消退性抑制，厌恶疗法可采取中度电刺激。难度不大，预后良好。

吸金四兽强迫计

1

老周最近穷疯了，整天做着发财梦，1000 块买了四只股票，还总担心自己的血汗钱被庄家惦记，每天开盘都提心吊胆。

下午股市快收盘了，老周急匆匆地找到我说："老郝，我今天大赚 11 块，你说要不要逃顶，落袋为安？"

"你被庄家盯上了，出货后指定立马暴涨。"我说。

老周不信我的话，还是坚信自己的判断。结果他刚卖出去，盘尾就拉升，老周气得直跺脚："这个狗庄，就知道跟老子对着干。"

"行啦，你这心态不适合炒股，见好就收吧。话说你今天赚了不少，请我吃根老冰棍呗。"我开玩笑说。

"那不行，我昨天还亏着呢，开户至今累计亏 194 元。你没炒股，等于比我多赚 194 元，还是你请我吧。"老周一点都不糊涂。

"就你这思维逻辑，亏 194 元一点都不冤。"我说。

老周拉着我直奔超市。

2

刚出大门，路过一间茶楼，门口有四个人正在聊天，老周的耳朵敏锐地捕捉到他们聊天内容里的几个关键词——"回报率""融资""上市"。老周停下脚步，对着我的耳朵窃窃私语道："老郝，你听他们聊的啥？"

"我耳背，这么远听不到。"

"他们在聊投资做生意，好像都是大买卖，咱们要不要过去跟他们交流一下。"

"你和他们压根儿就不是一个层次的，交流啥？"

"你看你这个人，不能因为别人是患者就瞧不起人。"

"错，我是瞧不起你。就你这商业头脑，跟庄家斗还行，做生意就算了吧。"

"我非得大赚一笔给你瞧瞧。"老周根本听不进去，拉着我就过去了。

<h1 style="text-align:center">3</h1>

这四个人高矮胖瘦各一，得知我们的来意后表示，既然是同道中人，便坐下一起"共谋大计"。

高个子先发话："二位可能不认识我们，我们四人是前天一起入院的，我们都从事金融行业，在本地金融圈可谓无人不知无人不晓。"

老周："哟，高人，说说你们在金融圈的光辉事迹吧。"

高个子整理了一下衣领，环顾四周后看着我俩说道："你们可听说过金融圈吸金四兽？"

我直摇头："没听说过。"

"今天就让你们见识见识什么叫金融巨鳄。"高个子指着另外三人，依次介绍道："这位是社交收割机扎胳膊；这位是神车撕裂者马湿咳；这位是电商清道夫贝锁死；鄙人不才，软件绞肉机比尔丐。"

说完，几人抱拳致谢，相互谦虚道："不敢！不敢！"

我和老周都惊得一时语塞，这都是些什么名号啊。

比尔丐接着说："那我们就继续聊我们的大项目吧。"

老周："啥项目，快说说，洗耳恭听。"

电商清道夫贝锁死率先打开话匣子:"不分先后顺序吗?"

老周:"是的。"

贝锁死:"我可以先说吗?"

老周:"可以啊,说吧。"

贝锁死:"你确定我第一个说?你确定?"

老周:"确定,确定,你要急死我啊。"

"那我说了啊。"贝锁死又看了一眼老周,在得到肯定的答复后深吸一口气说道,"我计划在大连和烟台之间修一座坝,把渤海拦起来,然后抽干渤海的水,这样就把渤海的海鲜全部捞上来,趁着鲜活在网上销售,绝对是电商销售界的扛把子。目前大坝的建设权已经被人拿走了,还差 800 元启动资金买抽水机,您二位是否考虑投资?"

话音刚落,软件绞肉机比尔丐打断道:"等等,先听听我的项目。我研发了一款维度软件,这款软件可以使人在每个维度之间自由穿行,从一维空间、二维空间、三维空间、四维空间、五维空间、六维空间、七维空间、八维空间、九维空间、十维空间……"

"你直接说你要做到多少维空间吧,太磨叽了。"老周催促道。

比尔丐接着数道:"十一维、十二维、十三维、十四维、十五维、十六维、十七维、十八维、十九维、二十维、二十一维、二十二维、二十三维、二十四维、二十五维、二十六维空间就是那么弹指一挥间的工夫。"

听他数这么久,终于有了结果,大家长出一口气,悬着的心也落下来了。

比尔丐说:"目前项目已经开发到三维空间,也就是我们现在所处的空间。但是由于资金紧张,导致硬件设备无法满足项目进度,需要融资 600 元买一个鼠标,您二位是否考虑投资?"

我俩还没反应过来,神车撕裂者马湿咳起身,用一张湿纸巾边擦手边说道:"等等,不如听听我的项目再做决定。众所周知,目前无人驾驶是汽车研发的主流方向。大家有没有想过，从有人驾驶到无人驾驶，在此之后的发展方向是什么？那就是汽车驾驶，我正在研发一款专门开车的汽车，车身很小，可以直接放进驾驶室驾驶车辆，彻底解放人和汽车。目前项目进展很顺利，还需要 400 元给驾驶员汽车买刀片电池，您二位是否考虑投资？"说完用酒精喷剂给凳子消毒，再用湿纸巾擦拭干净后坐下。

"你们都是啥项目啊，根本不切合实际，没有操作空间，一个个的就想着赚钱，只有我想着人类的明天。"社交收割机扎胳膊边整理卷好的袖子，边说道，"我打算做一款超级社交软件，让所有人都可以在上面自由发声。不光发声，还可以打字、发图片、发链接，人们可以通过这些手段拉近彼此的距离，人类世界将不再有冷漠，不再有隔阂。"说完继续卷袖子，袖子让他整理得跟熨斗熨过的一样。

"是不是可以再增加一个朋友圈功能，大家可以通过软件发个人实时动态，朋友看到后可以点赞评论？"我补充道。

"对对对，这个想法很好。我目前已经做好所有项目建设，需要 200 元充话费开机测试，您二位是否考虑投资？"扎胳膊追问道。

老周贴在我耳边说道："我觉得最后这个项目不错，接地气，有操作空间，关键是投的钱少，投不投？"

"嗯嗯，投吧，你微信转给我，我来跟他聊。"我说。

老周笑嘻嘻地拿出手机，发了个 200 元的红包给我。

我拿出手机，打开微信，对扎胳膊说："我觉得你这软件还可以增加一个红包功能，就像这样。"说完，我点击红包，老周的 200 元到账。

老周突然明白过来了，边抢我手机边说道："郝文才你个骗子，这软件不就是微信吗？快还我钱，快点。"我转身闪躲，和老周扭打在一起。

我俩一番打闹似乎打乱了吸金四兽的节奏，扎胳膊坐不住了，说道："二位既然对刚才的项目不感兴趣，那敢不敢和我们玩一把大的，做一做金融弄潮儿？"

老周一听金融弄潮儿，立马放开我的手机，说道："啥意思？炒股吗？是不是有内幕消息？说来听听。"

"哼，比股市刺激，玩儿的就是心跳。"

吸金四兽互相对视了一眼，嘴角露出一丝诡笑，起身便走。

老周见状，赶紧拉着我跟上。

4

我们来到茶楼包间，扎胳膊先四下观望，确定安全后关上门，房间里有一张桌子，用塑料布盖住了，扎胳膊扯开塑料布，下面竟然是一张麻将机。

老周："切，还以为炒股呢，原来是麻将，扯啥金融弄潮儿啊。"

"麻将很刺激的，你别怕，我们也是生手，头一次打。"扎胳膊得意扬扬地说。

老周："我俩不会啊。"

扎胳膊："没关系，我们四个人打，四川麻将，缺一门，打5块的，也没啥输赢，你们俩买马。"

老周："什么是买马？"

扎胳膊："买马就是你指定最后一张牌，从该把庄家开始数，那张牌的数字数到谁，你跟他输赢一样，他赢你赢，他输你输。"

"这样的话我们也只有50%的概率赢啊，赢面太小没意思。"老周得意扬扬地看向我，仿佛眼睛里都是智慧。

我就看不惯老周那得意劲儿，便接着老周的话说道："不如这样，我提一种玩法，你刚刚说的是普通买马，我们来买高级马。"

"啥是高级马？"

"就是开局之前二选一，买整场牌局'和'或'不和'。打个比方，假如老周买的是'和'，每局只要有人和牌，就算他赢，买'不

107

和'的人给他5块；假如他买的是'不和'，只要有人和牌，就算他输，他给买'和'的人每人5块。买好之后就不能改了，整场麻将只能选择一次。怎么样，这个够刺激吧？"

"那还不简单，我肯定买'和'啊，四个人打牌，怎么可能没人和牌？关键是哪个傻子买'不和'？"老周说完后环顾四周，众人纷纷表示只买'和'。

"好吧，我来当这个傻子，我买'不和'。"我拿出50元攥在手里说道。

"老郝你疯了？你觉得每把都没人和牌吗？"老周瞪着眼睛对我说。

"哎呀，娱乐而已嘛，输给你，我也乐意。"

"哈哈，别怪我没提醒你，这可是你自找的。"老周搓着手说道。

5

众人纷纷落座，马湿咳先是用酒精喷剂对着凳子一阵狂喷，再用湿纸巾将凳子一顿猛擦，恨不能将凳子擦出包浆，直到凳子表面光滑如镜，没有一丝灰尘和一粒尘埃，他才坐下。刚坐下，他突然又想起什么，开始疯狂翻衣兜找东西，其余人将他面前的麻将都码起来了他还在找。老周疑惑道："马湿咳你在找啥？开始打牌了，都等你呢。"

"我的医用手套在哪儿呢？"马湿咳边回答边找着。

"医用手套？打个麻将又不是做手术，戴啥手套啊？"老周一脸疑惑道。

扎胳膊这会儿一刻也没闲着，他用手卡量着麻将与桌面的边距，将整排麻将左右居中后，再一个个微调，直到将面前的麻将码得整整齐齐，左右对称，上下工整，跟刀切过的豆腐一样，像整齐排列的受阅部队。扎胳膊的嘴角露出了一丝微笑，然后又伸手去整理马湿咳的麻将，整个流程跟之前的一模一样，看他专心致志的样子，怕是四家的牌都要整理好才肯罢休。

趁着扎胳膊一摞一摞地整理麻将，比尔丐眼睛瞪得像铜铃，开始数麻将，嘴里还不停念叨着："一双、两双、三双、四双、五双、六双、七双……二十五双、二十六双、二十七双，不对不对，重新来过。"

比尔丐整理好衣袖，擦了擦额头上的汗水，继续数："一双、两双、三双、四双、五双、六双、七双……三十一双、三十二双、三十三双、三十四双……咦？错了错了，重来。一双、两双、三双、四双、五双、六双……"

贝锁死看到马湿咳额头直冒冷汗，仿佛马湿咳找的是自己的三魂七魄，便焦急地问道："你是在找医用手套吗？"

马湿咳："是的。"

贝锁死继续追问："是不是昨天我看到的那只？是不是那只？"

马湿咳："对。"

贝锁死："那可怎么办？这手套对你很重要吧？找到了吗？"

马湿咳一着急，拿出酒精喷剂往手上疯狂喷洒消毒。

贝锁死："找到了吗？是不是弄丢了？"

马湿咳用湿纸巾疯狂擦拭着双手，不耐烦道："你能不能别一直问我？复读机啊？"

"不是，我是问你找……"贝锁死憋红了脸，欲言又止。他知道马湿咳不搭理他，便又问比尔丐："你数对了吗？"

比尔丐被他一打岔，愣了五秒后怒吼道："该死的，我数到哪儿了？"

看着现场一团乱麻，老周急了，大声喊道："都给我安静！"

众人像是被打了一记耳光，都暂时冷静下来。

6

老周："你们还打不打麻将了？这么久了连骰子都没掷，磨叽什么。第一把从贝锁死这里开始数吧，我来掷骰子。"老周摁下掷骰键，五点朝上，虽然大家都知道五点就是本家庄，但比尔丐还是一本正经地指着人开始数数："一、二、三、四、五。"最后指向贝锁死。

老周："贝锁死的庄，赶紧抓牌，麻溜搓起来，这都什么人啊这是。"

贝锁死："我的庄？"

老周："是的，你的庄。"

贝锁死："我先抓牌？"

老周："对。"

贝锁死："确定是我的庄？"

老周："确定！"

贝锁死："从第六张开始抓吗？是我的庄吗？"

老周："对对对，赶紧抓，别啰唆了。"

贝锁死一边看着老周，一边颤颤巍巍地抓起麻将，仿佛还在等着老周的眼神确认。

贝锁死的下家是马湿咳，他拿出酒精喷剂，对着麻将一顿喷，再经过湿纸巾反复擦拭后才拿起麻将摆在面前。

马湿咳的下家是扎胳膊，他拿起麻将先将花色一样的牌摆在一起，然后按照顺序从大到小排列整齐，最后再将所有牌前后对正，左右对齐。

扎胳膊的下家是比尔丐，他拿好牌后一直在数牌，嘴里从一到十三一直念叨着，反复确认手里牌的数量，担心相公。

7

贝锁死反复询问大家是否可以出牌后，打出一张三万，扎胳膊立马伸手将牌摆整齐。

轮到马湿咳，他看了看牌面，取出一张新的湿纸巾，摊在手上，隔着湿纸巾摸起一张牌放好，再拿起一张四万打了出去，然后立马扔了湿纸巾，用酒精喷剂朝手上疯狂喷洒。

四万砸在了三万上，两张牌凌乱地散落在桌面上，扎胳膊叹了口气，将四万和三万紧挨着摆放整齐。

扎胳膊摸起一张牌，看了看桌面上的牌，上两家都缺万子，还好他也缺万子，他拿出一张二万，整整齐齐地放在三万左边，桌面上从左至右分别是二万、三万、四万，扎胳膊心里有说不出的愉悦。

比尔丐摸起一张牌，放好后又开始数牌，生怕自己相公了，来来回回数了六七遍，确定拿出来一张牌后手里还有13张，他才放心将牌打出去。正要落牌时，扎胳膊的眼睛死死地盯着他手里的牌，比尔丐微笑着说道："你放心，我一定会给你摆整齐的。"

说完，比尔丐将一张八筒整整齐齐地摆在四万旁边。

扎胳膊瞬间歇斯底里地大叫起来："你为什么不打五万？为什么？你怎么能打八筒？它们颜色不一样，排序不一样，它们根本就不能摆在一起。"

本来安静的现场瞬间炸开了锅。

贝锁死立即问道："我们三家都缺万子吗？就你一家缺筒子？马湿咳你缺万子吗？扎胳膊你也缺万子？比尔丐你一家缺筒子？等等，该我出牌了吗？我摸牌了吗？我是不是相公了？"

比尔丐一听相公，瞬间急眼了，立马开始数牌，数了一遍又一遍，虽然每次都是13张，都没有相公，但他还是不放心，只能不受控制地数着。

比尔丐因为不停数牌，导致手里的牌七零八落，甚至倒了一张，看得扎胳膊浑身难受，急得像热锅上的蚂蚁。他实在坐不住了，伸手去帮比尔丐把牌摆整齐，顺便也帮正在擦拭桌边的马湿咳整理麻将。

马湿咳一看自己擦好的麻将被别人摸了，拿出酒精就往扎胳膊手上喷，扎胳膊一惊，失手将马湿咳面前的麻将推倒了，马湿咳大叫:"你别碰我麻将。"

扎胳膊怒吼道:"你麻将太乱了,你以为我愿意给你整理啊。"

比尔丐突然起身开始数马湿咳的麻将,说:"你刚刚倒了麻将,现在是不是多了一张,不会是相公吧?我给你数数。"

马湿咳继续怒吼道:"把你的脏手从我的麻将上拿开,我刚消了毒。"

贝锁死焦急地问道:"是不是该我摸牌了?我可以摸牌了吗?该我出牌了是吧?"

老周也大喊道:"你们赶紧打牌啊,这样下去我可就要输啦。"

现场再次一团乱麻,我的耳朵都快炸了,我捂着耳朵大叫道:"停!"

现场瞬间安静下来,几个人都一脸无辜地望着我。

8

"大家都冷静一下,麻将别打了,再打下去就要出人命了。"

大家纷纷点头认同,我给他们每人倒了一杯热水,鼓励大家先调整情绪,将心情平复下来。

老周:"老郝,他们这是怎么啦?怎么一打麻将就神神道道的。"

我:"他们这是强迫症。"

老周:"几个人都是强迫症吗?"

我:"是的,贝锁死得的是询问强迫症,就是患者对和别人沟通中自己或别人说过的话总是不放心,往往通过询问别人来让自己安心,明明知道是自己的问题,但是不问又特别难受,最终在感受的驱使下经常不断地询问,严重干扰了自己的生活。

"马湿咳得的是洁癖强迫症,患者由于担心受到脏物、毒物或细菌的污染,而反复洗手、洗澡或洗衣服,甚至有的患者不仅自己清洗,还要求家人也必须按照他的要求清洗。

"扎胳膊得的是整理强迫症,是一种以强迫整理物品为症状的心理疾病,其特点为有意识的自我强迫整理东西和反强迫扔东西并存,两者强烈冲突使患者感到焦虑和痛苦。

"比尔丐得的是计数强迫症，患者见到某些具体对象（如车辆、窗户、麻将等）时，会不可克制地计数，如不计数，患者就会感到焦虑不安。

"这些症状会随着情绪的紧张程度加重，越紧张症状越严重。"

老周："这么回事啊，话说你们四个人是怎么凑在一起的啊？"

扎胳膊喝了口水，放下水杯说道："我们在一个强迫症病友群认识的，大家都有相同的症状，本来约好今天一起来看医生，相互鼓励，积极治疗，就在茶楼门口闲聊的工夫遇见了你们，本想着打麻将逗你们玩儿，谁知道一激动犯病了。话说你们是谁啊？怎么对我们的症状这么熟悉？"

我："我是精神科医生，叫郝文才，就在旁边医院上班。强迫症很常见，也很容易识别。"

"哈哈，那我们就挂您的号吧，您给我们好好瞧瞧。"

"没问题，举手之劳。"我答应道。

老周："老郝，你是啥时候发现他们有强迫症的啊？"

"他们在谈论伟大的商业计划的时候，症状暴露得很明显：贝锁死的强迫询问没完没了，比尔丐的维度空间强迫计数，马湿咳不断拿酒精消毒湿纸巾擦手，扎胳膊整理衣袖时一丝不苟。这都是很有代表性的强迫症症状。"我解释道。

"厉害，简直是强迫症猎杀者郝文才。"马湿咳称赞道。

"你这起的是啥名号啊，听着怪怪的。"我笑着道，"好了好了，赶紧去医院拿药，再晚点就不好挂号了。"

"对，走走走！"

我们一行人往医院走去。

9

挂了号，拿了药，我和老周送走金融圈吸金四兽后，我突然想起一件事。

"对了老周，刚刚你买的高级马是'和'，我买的是'不和'，他们没人和牌，你该给我5块钱吧，现金还是转账？"我拿出手机，准备收钱。

老周："你整差了吧，是你喊停后他们才没打，再往下打指定和牌啊。"

我："老周，你也太不厚道了吧，他们当时那状态，你认为能和牌？"

老周："能啊，万事皆有可能啊。再说了，钱的事情要么手手清，要么过期作废，过了就不提哈。"

我："好吧，有你这句话就行，过期作废。"

老周："对，就是过期作废。"

我："也不知道扎胳膊的社交软件项目谁给我转了200元，没关系，反正过期作废。"

老周："老郝，可不能这样啊，那可是我炒股的本金啊，快还给我，求你了。"

我："你说的，过期作废。"

老周："郝文才，我跟你拼了。"

老周追着我跑了三里地。

老郝说

根据DSM-5，强迫症是以存在强迫思维和／或强迫行为为特征的。强迫思维是反复的和持续的想法、冲动、表象，具有侵入性和不需要性；而强迫行为是重复的行为或精神活动，个体感到受驱使而对强迫思维做出反应，或者必须机械地遵守规则。很多有强迫症的个体具有功能失调的信念，比如膨胀的责任感和高估威胁的倾向；完美主义和难以容忍不确定性；高估想法的重要性。强迫症是一种全球性障碍，在性别分布、起病年龄和共病方面，不同文化中存在显著的相似性。

　　很多有强迫症的个体受其影响，生活质量明显降低，社会和职业功能也大大受损。因此，强迫症的治疗对他们而言非常重要，而心理疏导疗法等方法对强迫症的治疗很有效果。

你走后，我们永远在一起

1

下了班，我照例和黄老太去公园跳舞。

夜幕缓缓降临，公园的人慢慢多了起来。黄老太的舞蹈队根据地就在公园入口不远处，这时好些人已经在那儿跳起来了。她的舞蹈队队员多，音响大，占地广，堪称"园霸"。

"我的天啊！停停停，都给我停下！"黄老太边比画着手，边大声呵斥道，"你们跳的是什么啊？20多对，愣是没一对踩到点子上。下个月就要参加区里的广场舞比赛了，就你们这水平，海选都过不了。我们可是专业舞蹈队，别让人家业余舞蹈队给比下去了，我可丢不起这人啊。"

人群里议论纷纷，有人说这就是图一乐，没必要认真。有人说要参加比赛就应该严格一点，不然就别去。

我不敢插嘴，在一旁看着他们。这次比赛我都没报名，跳不好，跟不上节奏，去了也是拖后腿。

2

"我可以报名参加吗？"一个轻柔的声音突然令现场安静下来，所有人的目光都被这个"女人"吸引了。

他是一个身形消瘦的男人，60岁左右，扎着两条麻花辫，头上还插着塑料花，身着碎花长裙，脸上涂了一层厚厚的粉底，煞白得像刚刷的白墙，大红色的口红分外夺目。整个人看起来怪怪的，像是从旧画报里走出来的。

这样一身装扮走在路上很难不被人注意，周围人都对他小声议论，指指点点，甚至拿出手机拍摄。

"怪物，怪物来啦。"有一个小孩拿着玩具枪喊了一句，其他小孩也跟着一起喊了起来，"怪物，怪物。"他听见后朝孩子们看看，笑了笑。

他走到一个老头面前，扯了扯衣服的下摆，极其不自然地小声问道："我可以和你跳舞吗？"老头赶紧往后退了一步，摆手道："不不不！"

他正准备去问下一个人的时候，周围的人都动作一致地远离了他，他看出来大家都不愿意，便不再询问，走到最近的一把长椅坐下，默默地看着大家跳舞。

有些小孩因为好奇，又慢慢凑了过去，只见老头把手放进衣服兜里，拿出几颗糖果给小孩，小孩犹豫了一下，最后还是没禁住糖果的诱惑，伸手去拿。突然，一个老太太出现了，她打向小孩伸出的手，拉着小孩就走，嘴里还一直说着："吃什么吃，谁给的糖果都能吃吗？"

他的表情没有丝毫变化，弯腰把刚才被打掉的糖果捡起来，剥开糖纸放进了嘴里。

黄老太见我一直注意着这个老头，便和我说："这个人我见过好几次了，之前在河边凉亭那一带跳舞，一直没人和他跳，他就自己抬着手比画。后来好像被人撵走了，不准他在那里，才到的公园。"

我："他一直这么穿衣服吗？"

黄老太："是的，我听说他好像有什么异装癖，每次都穿花花绿绿的女装，化着浓妆来看我们跳舞，也没有人和他跳。他倒是守规矩，不捣乱，也从来不打扰我们，就每次坐在那儿看。"

职业病使然，我习惯性地观察着他，初步看来，他情绪稳定，意识清晰。我想进一步确定他有没有思维异常和其他表现，便趁着黄老太指挥舞蹈队的时候走了过去，在他旁边坐下来，招呼道："看跳舞呢？"

老头似乎许久没和人交谈了，有点惊讶，只点了点头，然后很礼貌地朝我微笑。

"咋不上啊？"

"没人和我跳。"他笑着说。

"你之前在河边凉亭跳啊？"

"嗯，那边凉快，也安静一点。"

"咋过来了呢？"

"他们不喜欢我。"

"哦，认识一下吧。大家都叫我老郝，你呢？"我继续问道。

"我叫张铁建，弓长张，铁路的铁，建设的建。"

"你应该挺喜欢跳舞的吧。"

"以前不咋喜欢，老伴喜欢跳，跟着她学了点。"

"哦，她怎么没来呢？"

"去世了，好多年了。"

"哟，对不起！"

"没事，这些年她一直在我身边，从未走远。"

"她和你说话了？"

"没有。"

"你看到她了？"

"是的。"

"什么时候看到的？"

"每天都看到，我一穿上她的衣服，仿佛就能看到她。"

正在我努力分析症状，诊断这是哪类精神疾病，想着怎么诱导他说出更多的细节时，他说道："斯人已逝，生者如斯。"

这句话推翻了我刚才的所有推测，老张又剥了一颗糖含在嘴里，也递给我一颗。

"这种水果糖，是我媳妇最喜欢吃的。"

"可以聊聊当年的事吗？"

他看着夕阳，打开了话匣子，回忆徐徐展开。

3

我父亲是一名铁路工人，那个年代缺衣少食，父亲为了解决家里人的温饱问题，申请到最艰苦的地方工作。夏天暴雨，遇到山路塌方，他被埋了。我接替了父亲的工作，也成了一名铁路工人。我不想被别人看不起，干工作很卖力，脏活累活都抢着干，工友和领导都喜欢我，我年年都是优秀员工。

一天夜里，我和同事王国华巡查铁轨，一边走一边聊着天。

"铁建，你说我们这天天巡查得到什么时候啊，这天是越来越冷了，也不知道会不会给我们涨点儿工资。"

"少想点这些，涨不涨也不是你我说了算，好好干，组织不会亏待你的。"

"得嘞，就你觉悟高。我还是走快点吧，早点巡查完，回屋喝口姜茶，泡个脚，再钻进被窝看会儿小说，别提多舒服。"

"看仔细点，别漏了什么。"我叮嘱道。

"放心，这荒郊野岭，有啥好巡查的。"

我将手电筒一抬，隐约看到远处铁轨上有一个身影。

"国华，你看那里是不是有个人？"

"哪儿有人啊？别一惊一乍的。"

我停下脚步，再次确认后说道："是一个人，躺在铁轨上，赶紧过去。"

"等等，等等我。"

走近一看，原来是个姑娘，梳着的两条麻花辫也松松垮垮的，衣服上裹了厚厚一层雪，躺在铁轨上瑟瑟发抖。她见到我们，"哇"的一声就哭出来了。

我赶紧安抚道："同志，快离开，这里很危险的。"

她抬起头来盯着我，眼泪都没擦干。"不要管我，让我去死，求你们别管我。"

铁轨开始震动，远处响起了火车的声音，我一把将她拖下铁轨，火车贴着我脚丫飞驰而过。

"你们放开我，让我去死，为什么要救我？"姑娘挣扎着想要扑向火车，被我死死地拉住了。火车过后，我们将她扶到旁边的一块石头上坐下，国华安慰道："你说你这个同志，这是何苦呢？有什么事情不能商量，非得把命搭上？"

姑娘继续哭着，不说话。我示意国华先不要讲，待姑娘情绪冷静下来。我将身上的值班大衣脱下来，披在她身上，说道："同志，生命诚可贵，你这要是走了，父母得多难过啊。"

"他们不会难过的，我就是被他们逼死的。"

她哽咽着说道："我叫刘玉芬，住邻县的花友村，我爸妈为了彩礼钱，逼我嫁给村主任的傻儿子，我不肯接受，他们就把我绑起来。他们收了村主任的彩礼钱，说这个婚我非结不可，我磨断了绳子，跑了两天两夜。现在是真不知道该去哪里，但我绝不能回去，走投无路，还不如一死了之。"

"刘玉芬同志，你还这么年轻，怎么能寻死呢，方法总比困难多。"我安慰道。

"能有啥办法，要是被抓回去，不是被家里人打，就是跟那个傻子结婚，还不如死了算了。"玉芬说着又抽泣起来。

"这样吧，这么晚了，外面也冷，你先跟我们回宿舍，我们给你找个住的地方，先将就一晚。对了，我们是铁路工人，住在单位，你可以放心。"

国华立马附和道："对对，先找个落脚的地方，这在外面待一晚上还不得冻死。"

玉芬点点头，起身将大衣脱下来，递给我，说："我不冷，你穿吧。"

到了职工宿舍，工友们都睡下了，我见烧锅炉的吴婶房间灯还亮着，就敲了敲门，说："吴婶，在吗？"

"来了来了。"吴婶应了声，急匆匆打开了门，说，"铁建啊，这么晚了，咋还不睡啊？"

"吴婶，求您一件事儿。"

"说，啥事儿。"

我将一旁的玉芬拉到吴婶面前，说道："这个姑娘想卧轨轻生，我们巡查的时候给救了。她家里有事儿不敢回去，能不能在你这儿住一宿？"

吴婶是过来人，没多问，一看就明白了，答应道："没问题，快进来，外边冷，屋里暖和。"

吴婶热情地把人往屋里拉，玉芬看着我没有吭声。我小声对她说："吴婶是个热心肠的人，今晚你就在这里住吧，明天我一早就过来。"

听了我的话，她点点头，跟着吴婶进了屋。

第二天一大早，我拿了几个馒头去吴婶那里，还没走近，就听见吴婶说话："小芬，帮我拿一下扫把。"

"好嘞。"只听玉芬清脆地回答。

走近一看，玉芬换了一身干净的工装，两条辫子梳得很齐整。跟昨天一比，精气神好多了。

"婶儿，我从食堂拿了几个馒头，给你放这里了。"我放下手里的馒头，转头问玉芬，"昨晚睡得还好吗？"

"谢谢你，铁建哥。"

"谢啥谢，嗯？你怎么知道我的名字？"

"吴婶给我说的，她说你是个好人。"

"嗨，婶儿就喜欢夸我。"

"昨晚要不是你，我肯定都……"

"过了的事情就别提了，你就安心在这里待着，先不要回家了，避避也好。你平时帮吴婶烧烧锅炉，打打下手，饭呢，我给你留一口，不会让你饿肚子的。"

吴婶正在扫屋子，我拿过扫把说道："婶儿，有个事还要麻烦你一下……"

"是说玉芬的事吧，"吴婶笑眯眯地看着我，"昨晚我和她聊了聊，这孩子是个苦命人，先待在我这里吧，回去了就是跳火坑啊。"

"婶儿，你真懂我，和我想的一模一样。"

吴婶拿起一个馒头塞我嘴里，用扫把把我打发走了。

玉芬在吴婶那里一天也没闲着，帮着抬煤球，烧锅炉，打扫院子，工友们的衣服她也帮着洗，帮着缝。几个月下来，大家对她的评价都很高。有大姐张罗着要给她介绍对象，也有工友去追求她，都被她礼貌地回绝了。

我往吴婶那里也跑得越来越勤，时不时送点猪肉和羊骨头，关心一下她在那边的生活。有时候吴婶打趣我是不是看上这姑娘了，我都不知道该怎么回答，有些东西确实在心里慢慢生根了。

有一天，厂里要放映电影，我一大早就去找玉芬，见到她的时候就结结巴巴说不出话来，又匆匆忙忙离开。走在路上，我心生一计，拿出一张纸，写道"晚上7点，电影场东南角，不见不散"，又急匆匆返回吴婶那里，塞到她手中就跑。

我怀揣着忐忑的心情等啊等，终于等到玉芬过来，她脸颊发红，看了我一眼就低下头走到我身旁。我悄悄拉住玉芬的手，她的脸更红了。整部电影讲了什么我不知道，只记得我一直在傻笑。

就这样，我们处了半年，我想着也该给玉芬一个名分，便决定去她家提亲。她很抗拒，她知道父母会刁难我，甚至闹出事情，但我执意要去，一是要名正言顺，二是为了解开她的心结，让她在家里抬得起头。

提亲那天，她父母很不友好，只是见我工人出身，不是那么好欺负，便留了情面。之前的事情他们自知理亏，也没有提及。

"闺女我养了这么多年，是我们的心头肉。要娶我女儿，彩礼500块钱，少一个子儿都不行。"

"爸，妈，你们怎么能这样为难铁建，我的命都是他救的。"玉芬生气地说道。

"你咋就这么不知羞，帮着外人说话。你的命是他救的，也是我给的。养你这么多年，花了我们多少钱，吃了多少粮食，这要嫁人了，要点彩礼怎么了？"

"可你这要得太多了，铁建哪有这么多钱啊？"

"你去打听打听，谁家打发闺女不收彩礼，没钱就别娶媳妇，活该打一辈子光棍。"

玉芬和她父母争执着，我赶紧说道："你们放心，我一定会准备齐的。"说完我看着玉芬，"玉芬我娶定了，她以后就是我张铁建的女人，谁要是再敢欺负她，我就跟谁拼命。"

我急匆匆回到单位，找到国华和其他工友，将情况告诉他们。工友们很支持，纷纷借钱给我，吴婶也拿出自己的积蓄，说要帮我娶玉芬。

我挨个儿打了借条，用吴婶给的红布裹着500块钱，直奔玉芬家，将她领了回来。我们来不及吃饭，换了身衣服就去照相馆照相，拿着相片便去民政局领了结婚证。

婚礼很简单，我和玉芬在我们厂领导的见证下，对着毛主席像三鞠躬。工友们自带酒水菜肴，闹了一整夜，热闹极了。

单位给我们单独分了一间屋子，也给玉芬安排了一个食堂墩子的活儿。她每天都早起给我把早饭弄好，把工作服拾掇得整整齐齐、干干净净，送我出门。中午我们一起在食堂吃饭，下午下班回到家，她把家里一切都收拾得井井有条。有时候我值班，晚上回来得晚，不管多晚，她都给我留着灯，听到我回来就给我把热水准备好。放假的时候，我们就去看电影，去镇上跳舞，日子过得很舒服。

半年后，玉芬总是恶心干呕，到医院一查，她怀孕了，我高兴坏了。

"玉芬，你说是男孩还是女孩啊？"

"不管是男孩还是女孩，我都喜欢。"

"我希望是个闺女，跟你一样漂亮。对了，以后嫁闺女时，咱一分彩礼钱都不要。"

"贫嘴。"

"我们要不要去给宝宝买点儿啥呢？"

"这还早着呢，还有八个月。"

"有备无患嘛，我要再努力一点，到时候再盖个大一点的房子，等宝宝出生了家里才挪得开。"

"咱们还欠着这么多账，先把账还完，家里挤挤也能住。"

"还是我媳妇会过日子。"

我高兴地把头埋在她怀里，她一把推开我，捂着肚子说道："小心点，孩子。"

"哦，对对对，瞧我这当爹的，咋这么粗鲁呢。"

自从玉芬怀了孕，我就更加努力，想多赚点钱。那时刚好碰上单位评先进员工，我常常加班，就为了能够评上，多领一份奖金。

八个月后，预产期快到了。

她父母那边来了个亲戚，把她叫到一旁说了会儿话就走了。

"说啥了啊？"我好奇地问了一下。

"没事没事。"玉芬摆摆手，我便也没有放在心上。

有几次，我感觉玉芬有话想对我说，问她又不开口。

那天是周五，我照常去上班，她像往常一样站在家门口送我。下午我正在铁路上检查零件，国华急匆匆跑过来，喘着大气说道："铁建，玉芬她摔了一跤，现在人在医院抢救室，你快过去。"

我骑上自行车赶紧去医院，心里一直祈祷着："不会有事的，不会有事的。"

我到医院时，医生刚刚走出抢救室："暂时止血了，她身体虚弱，预产期也快到了，情况很不乐观。"

我透过玻璃窗，看着病床上虚弱的玉芬，她看到我，朝我笑了笑，我笑着向她挥手。

我赶紧回家准备钱，工友们再次伸出援助之手，我一一跪谢。当我再次回到医院时，玉芬已经不行了，我看到的是一抹白布。

医生说："她再次大出血，孩子保住了，大人……"

我腿一软，瘫在了地上，嘴里重复着："怎么会这样？"

护士将孩子抱了出来，告诉我是个闺女。我接过孩子，看着她水汪汪的眼睛和玉芬一模一样，觉得既熟悉又陌生。

后来我才知道，那天那个亲戚是来传话的，玉芬的弟弟要娶媳妇，女方非要"三转一响"，玉芬的妈妈让她出钱买。玉芬不好意思向我开口，就偷偷去卖血，卖多了，下楼的时候晕倒了，从梯子上摔了下来。

我妈把孩子接回家带了，那段时间我没去上班，待在家里不出门，家里一切都没变，她用过的东西我都保存着，放在老位置原封不动。过了半个月，国华劝我去上班，我脑子就不好使了，在值班时经常开小差，铁路交通出了问题，差点酿成大错，领导都受到上级的点名批评。我不想给单位添麻烦，也想领导对上级有个交代，就主动辞职了。后来我在一家汽车修理厂打工，赚的钱都往家里寄。

新工作时间宽裕，没事的时候我就像玉芬在家时一样，把家里收拾得干干净净、整整齐齐。我看着她曾经的衣服，想象着她穿衣服的样子，想的次数多了，就自己穿在身上。那一刻，我感觉到了她的存在，感受到了她的气息。我在脸上涂抹她以前用的蛤蜊油，在头上抹她用过的头油，这些改变都让我特别开心，我看着镜子里的自己，就像看到玉芬回来了。从此，我每天都打扮成她的样子，这样她就能永远跟我在一起了。

慢慢地，很多人说我是变态，异装癖，神经病，疯子。一开始我还很在意，后来也无所谓了，我喜欢这个状态，闺女也支持我，只要我喜欢，她都支持。

他们怎么说，是他们的事，我怎么过，是我的事。

4

故事讲完了。

老张说这些的时候很坦然，言辞都很温柔，就像在讲别人的故事。我拍拍他的肩膀，说："他们怎么说，是他们的事，你怎么过，是你的事。我喜欢这句话，说得真好。"

"他们都躲着我，这么多年，很少有人主动和我说话，你是为数不多的几个人之一，谢谢你。"

"谢啥，你没有做错什么，错的是那些误解你的人。"

"还是谢谢你，我得回去了，再见。"

说完，老张起身走了。

5

老张走远后，黄老太走过来，神神秘秘地说道："你俩这么久聊啥呢？"

"没啥，瞎聊呗。"

"切！老实说，他是不是有病啊？我听说有一种病叫什么异装癖，就是喜欢穿异性的衣服，他是不是？"黄老太好奇地问我。

"不是，异装癖是对异性的衣物非常喜爱，常见于男性，会有强烈的穿戴欲望，但内心还是坚信自己是男性，通常会伴随性兴奋和性满足，他明显不符合。"我说。

"那他为什么穿女性的衣服啊？"黄老太问。

"他说是因为怀念逝去的妻子，穿上妻子曾经的衣服，会感觉到妻子的存在，这不是根本原因。你看他穿的衣服和身上的首饰，都不是他妻子那个年代的物件，应该是后来花时间打扮的，而且言谈温柔，举止优雅，这些都指向一点，在他内心深处，自己就是个女人。"我说。

"啊?"

"没啥好奇怪的,那个年代很保守,人们不敢表露自己的内心或者正视自己。妻子去世后,一无所有的他放下了心理包袱,索性追求自我,勇敢面对和接受最真实的自己,做自己喜欢的事。"

"也挺不容易的。"黄老太感叹道。

6

第二天,老张依旧坐在老位置看着大家跳舞,今天他换了一条新裙子。

我走过去,伸手说道:"跳一曲?"

老张笑着点头道:"嗯!"

老郝说

异装癖是指个体通过变装激起反复、强烈的性唤起。和易性癖不同,异装癖患者对自己的性别没有厌恶感,也没有变性的打算,他们的社会能力和生活能力都没有受到影响。异装癖的发病原因一直没有达成共识,研究人员认为应与心理因素、家庭环境因素和教育因素有关。

通常,异装癖患者不会对他人和社会造成伤害,但很多人认为他们的行为有伤风化,所以建议进行有针对性的治疗。异装癖的治疗以精神分析疗法和厌恶疗法为主,都可取得比较好的效果。

失眠者联盟

1

周二上午开例会，院长第一个走进会议室，等了半个小时，大家才陆陆续续地走进来。院长不高兴了，指着老周说："老周，怎么这么晚才来，无组织无纪律，太不像话了。"

老周噘着嘴说："啥啊，我是第二个进来的，在你之后。"

院长："在我之后就是迟到。"

老周："那老陈、李护士、包护士也迟到了，老郝最后一个到，为啥只提我啊？"

院长："他们迟到是有工作，你一个保安队队长，医院天天歌舞升平的，你说你干了啥工作？"

老周："我作为保安队队长，医院没事儿就是我的成绩，说明我工作做得好啊。"

院长："你……"

老周："医生的工作是治病救人，我的工作就是保证大家有一个安全的工作环境，我们都在努力做好自己的本职工作，一样的伟大和神圣。老郝，你说是不？"

"老周说得有点道理。"我实在是听入迷了，老周竟然有这样的境界。

"那好吧，正好明天有一个公差，去邻市兴义乡的陈家沟养老院义诊。山路崎岖，据说有猛兽，就老郝和老周去吧，老周正好负责保护老郝，也是你俩的本职工作，都去吧。"院长说完，摇着头嘟着嘴，吹了吹杯子里的茶叶，喝了一口茶水。

我和老周坐不住了，我赶紧站起来说："院长，我……"

"散会。"院长放下茶杯，拿着笔记本走了。

2

第二天早上，我提着箱子，老周背着行李包，在单位门口集合。

我："老周，单位不派车吗？"

老周："昨天晚上院长就将车全部派去做保养了。"

我："那我们怎么去？"

老周："放心，我早计划好了。我们可以先坐大巴到兴义乡，再坐拖拉机到陈家沟。大巴25块票价，拖拉机最多10块，单人只花35块钱，来回按照租车报销，加上餐补，发票我都找好了，咱们报完账每人至少多出200块，怎么样？"

已经被老周坑过一次，我本来不想相信他，可看他这么有信心，就想着再相信一次吧。

老周对我一顿挤眉弄眼，笑得合不拢嘴。反正都是出差，能省就省，便依了老周。

我们买了大巴车票，坐了四个小时才到兴义乡附近，已经是晚上七点了。下车地点是距离义兴乡最近的站点，前不着村后不着店，还要步行一个小时才能到兴义乡，再步行两个小时才能到陈家沟养老院。

我："老周，这儿哪有拖拉机啊？"

老周："我问了，那人说路上面包车、拖拉机都有。"

我："你是听谁说的？"

老周："上厕所的时候，我偷听到院长和老陈聊天，院长说的。"

我："院长的话你也信？他这是故意挖坑给我们跳，真是被你害惨了，再找不到车，我们就要露宿街头了。"

老周："别怪我，我这不是在想办法吗？"

我："啥办法？"

老周："我们先打电话喊人来接我们。"老周拿出电话，准备拨号。

我："这怕得花不少钱吧，我不出，要出你出。"

老周立马挂了电话，对着手机边鼓捣边抱怨说："咦？我的手机怎么坏了啊，怎么打不出去呢？"

我："行啦，别装了。"

老周："真的坏了，不骗你。"

我："那你用我的打吧。"

老周："好吧，等等，我突然想起来我手机黑屏了，查不到电话号码啊，哎呀，真不巧。"

我："你就在那里装吧。"

老周："骗你是孙子。"

我："你爷爷早死了，我不想当你爷爷。"

就在我们斗嘴的时候，远方有一辆车经过，怕对方看不见，我们赶紧招手呐喊，老周黑屏的手机竟然"奇迹"般地打开了手电筒。

终于，车来了。

3

这是一辆七座车，车上一共四个年轻人，两男两女，行李很多，看样子是自驾游的。

"叔，这黑灯瞎火的，你俩在这儿干啥呢？"驾驶员是个小伙子，他问道。

"我们出差，去兴义乡陈家沟养老院，单位送我们的车半路抛锚，被拉进县城修理了。我们以为很快就能修好，就一直等着，谁知道要这么久。"老周笑嘻嘻地解释道。

"哦，我们是自驾游，反正也是转着玩儿，就送你们过去吧。"

"行行行，那真是谢谢你们啦，多少钱你算一下，到时候我给你们。"

"算啥钱啊，江湖救急，不说钱。"小伙子很爽快。

"这多不好意思啊，那赶明儿我请你们吃饭。"老周用胳膊肘顶了一下我，冲我好一顿挤眉弄眼的，跟中了500万似的。

"好啊，别赶明儿了，就今晚吧。陈家沟有一家农家乐，柴火鸡很不错，我们这个点过去，兴许还有的吃。"

"晚上吃东西不养生，容易睡不着，下次吧。"老周尴尬道，并赶紧转移话题，"还不知道怎么称呼你们呢？"

"我叫游侠，副驾这位叫华涛，后面左边这位叫吴梦，后面右边这位叫税多多。"

他们分别打了招呼，我看了一圈，这几个人精气神都不是很好，像没睡醒一样。

"大家好，我叫郝文才，常被人叫姥爷，他叫老周。今天谢谢大家啦，到了陈家沟我请大家吃柴火鸡。"

老周一听，赶紧附和道："对对对，老郝请大家吃柴火鸡，我早就听说那家的柴火鸡，特别好吃，大家多吃点，不醉不归啊。"

白天太累，几句寒暄后，我实在困得不行，便靠着车窗睡着了，老周更是早早地打起了呼噜。

不知道开了多久，我突然被一脚急刹车惊醒，车身晃了好一段路，差点撞到电线杆上。我们所有人都猛往前倾，幸好有安全带，不然就飞出去了。

老周："什么情况？"

税多多："游侠，你又睡着啦？"

老周："啥？睡着了？"

游侠揉揉眼睛，说："没睡着，就是眯一下。"

老周："啥？眯一下？"

游侠："我开了一天车了，大哥，你们倒是在后面呼呼大睡，从早上8点到现在我都没合过眼。"

我："开了这么久啊？疲劳驾驶可不行，不能换着开吗？"

游侠："这失眠者联盟里，就我精神好点。你看他们，一个个跟吸了鸦片似的。"

一听"失眠"两个字，我的职业病又犯了，赶紧追问道："什么是失眠者联盟啊？"

游侠："这是我们失眠群体的互助组织，我是创始人。我们都有睡眠方面的问题，华涛的梦话超多，晚上说的话比白天还多；吴梦是严重失眠，一晚上睡不了几个小时；税多多是瞌睡特别多，站着都能睡着；我呢，是梦的旅行家，喜欢梦游。我们这次出来，就是想换个生活环境，家里的床是不能睡踏实的，一上床就精神。我们就是想吃点苦、受点罪，最好把自己累得手软脚轻，这样就能蒙头大睡了。他们仨白天跟行尸走肉一样，就我精神好点，这车也就我能开了。"

华涛："瞎扯，我只是说梦话，白天精神也还好，其实我也可以开车，他不让我开。"

吴梦："是啊，我可以开，是游侠霸占方向盘。"

税多多："就是，我也可以开，他就是不给我开。"

吴梦："多多别闹，游侠不让我和华涛开是他不对，但你没驾照，就老老实实坐着吧。"

税多多："我已经报了驾校，正在练车，所以才应该多练习啊。"

华涛："得了吧，练个科目二都能练睡着了，教练就差没给你跪下了，你还是洗洗睡吧。"

吴梦："华涛你闭嘴吧，你一睡觉就说梦话，那小嘴利索的，都可以参加《中国有嘻哈》了。我一个失眠患者，晚上针掉地上都听得到，好家伙，你这一顿嘴炮，我一宿没合眼。"

华涛："你还好意思说我，你晚上睡不着，害得我们也睡不踏实，不是玩手机就是翻身，我一晚上被你惊醒无数次。"

游侠："就是，还是我开车最稳当。"

税多多："你得了吧，每次梦游都提着刀来回晃，我捂着被子汗水直流，都不敢喘一口粗气，就是怕惊着你。"

华涛："就是，上次对着我的鞋尿尿，还没找你算账呢。"

吴梦："游侠，别以为我不知道，你霸占方向盘，就是想开车累点，晚上好睡个踏实觉，这种好事你才不舍得让给我们呢。"

游侠："别把我想得那么坏，我带大家出来也是为了换个环境，让大家睡踏实。"

税多多："我刚才好不容易睡踏实了，被你一脚油门吓得，差点没尿裤子。我说，你们别吵了，能不能让我睡会儿？"

吴梦："你还睡，一天里 20 个小时你眼睛都是闭着的，我看啊，你离长眠也不远了。"

税多多："放屁，我能睡 20 个小时是我的本事，你能睡到 2 个小时吗？"

就在他们你一言我一语，争执不休的时候，我举起手，小心翼翼地说："各位，不好意思打断一下，要不咱先下车，我看你们都有帐篷，先休息一晚，明天再上路吧。"

游侠："姥爷，你不赶时间吗？别耽误了你的正事儿。"

老周："不急不急，安全第一，你这种开法，我心脏承受不住。"

大家纷纷点头表示赞同，游侠便拉上手刹，熄火，拔钥匙，说："行，那就先安营扎寨，大家收拾好自己的东西。姥爷，我们都是单人帐篷，没有多的床位，你俩就睡车上吧，这椅子可以放下来，还是挺宽敞的，咋样？"

我："没问题，我睡哪儿都行。"

老周："你们吃晚饭了吗？"

游侠："我们不吃晚饭，你们饿的话，车后面有速热米饭，将就着吃吧。"

我："你们不吃晚饭也不好吧，适当吃点，对睡眠也有好处。"

游侠："其实我们也要吃，一言难尽，晚上你就知道了。"

我和老周对视一眼，感觉今晚并不平凡。

4

晚上 11 点左右，大家都安顿好了，互道晚安后熄灯。

我一直没睡踏实，迷迷糊糊的，老周倒是呼噜打得满天飞。凌晨 1 点左右，我隐约听到外面有脚步声，担心遇到坏人，便开车门用手机照着查看。

只见前面有一个身影蹲着在找东西，我吼道："谁？"

那人没理会我，继续做着自己的事情。吴梦的帐篷拉开了帘子，说："姥爷，别怕，是游侠，他在梦游呢。"

我惊出一身冷汗，道："吓我一跳，我还以为有坏人呢，他这是在干吗？"

"应该是找工具做饭，他梦游主要干这事儿。上次我们在外面露营，他捞出我们没喝完的鸡汤里的鸡肉，做了一份凉拌鸡，而且每次做完他都不吃。"

我："那他给谁吃？"

吴梦："给我啊，第一次聚餐的时候，他做的东西只有我肯吃，别人碰都不碰。他估计记住了，每次梦游做完东西都端给我。"

我："哦，那要是没有炊具，他做什么呢？"

吴梦："穿衣服、整理卫生、扫地啥的，都行。感觉没啥规律，而且第二天啥也记不住，跟没事儿人一样。"

我："做饭这种行为不是随机的，他跟你们说过他为什么做饭吗？"

吴梦："具体不清楚，他不说。"

我："对了，你咋还没睡啊？"

"失眠呗，天天失眠，多好玩儿啊。"隔壁帐篷冷不丁传出这句话，着实吓我一跳，我赶紧问道："谁在说话？"

吴梦冷笑道："华涛呗，他这是在说梦话，别理他。"

我："他经常说吗？"

吴梦："可不咋的，你可以和他聊聊，不过对不对得上话，就得看你运气了，反正我很少对上。我曾经问他喜欢谁，他说了一个姑娘的名字，我又问他银行卡密码是多少，他就不说了。"

我半信半疑，但还是决定试试。于是，我对着华涛的帐篷说道："华涛，你饿了吗？"

华涛回着梦话："饿了，我要吃方便面。"

我："谁给你做？"

华涛："游侠给我做，可好吃了，我一次能吃三碗……"

华涛在那里自言自语，有的能听清，有的听不清。

吴梦："姥爷，可以啊，连对上两句。"

我来不及高兴，转头再看游侠，他蹲在行李包边上，翻出一桶方便面，熟练地打开水壶，给泡上了。

我："他这样'为所欲为'，也很危险啊。"

吴梦："没办法啊，我听说梦游的人被叫醒会被吓死的。万一叫醒他，有个三长两短，我可负不起这个责任。"

华涛梦话："这个柴火鸡味道还不错，比上次那个……"后面说的啥就听不清楚了。

游侠端着泡面，走到吴梦面前，傻傻地站着。吴梦接过泡面，闻了闻，笑嘻嘻地说："味道还不错，姥爷，你要不要吃点？我让游侠给你泡。"

"不了不了，你自己吃吧。"我其实还是有点饿，但是不好意思开口，我咽了咽口水。

华涛梦话："少喝点酒，喝酒对身体不好，健康才是第一位……"

我问吴梦："这么看来，就只有税多多睡着了哟。"

吴梦叹了口气，对着多多的帐篷说："多多，别装啦，别以为我不知道你没睡着。"

税多多的帐篷帘子拉开，露出一个头，说："唉！姥爷，老周打呼噜太厉害了。我是嗜睡，睡眠多，但我睡眠浅啊。老周这呼噜打的，刚开始还有节奏，后面拍子就乱了，搞得我心神不宁，老想着踩他的拍子。好不容易睡着了，这华涛又开始说梦话。得嘞，这睡着跟醒着没啥区别，醒得明明白白的。"

税多多拉上帘子，说："困了，你们小声点，我再睡会儿。"

华涛继续说着梦话："我饿了，想吃烤鸭、鹅块、酸菜鱼、酱肘子，还有柴火鸡……"

游侠在那里重复着穿衣服、脱衣服。

吴梦大口吃着泡面。

税多多那头没声音，估计又睡着了。

这时车门打开，老周走了下来，揉揉眼睛说道："我闻到泡面的味道了，还有吗？给我吃点。"

全"醒"了，这画面我真是头一次遇到，只能用"热闹"来形容。

5

我将游侠慢慢扶到帐篷里睡下，泡了两碗泡面，老周和我各吃一碗，为了不影响他们睡觉，我俩便回到车里吃了。

刚刚关上车门，还没开吃呢，便听到有人敲车窗，开门一看是吴梦。

"姥爷，我睡不着，聊会儿呗。"

"可以啊，来来来，进来坐。"我往旁边挪了挪，留出一个位子给吴梦，吴梦坐了进来。

"吴梦，你们为什么要成立这个失眠者联盟啊？"

吴梦拿出一袋薯片，边吃边说道："说来话长，大概半年前吧，我们是同一个小区的邻居，在同一个业主微信群里，每天晚上夜深人静的时候我们四个就在里面聊天，第二天邻居们一起床，群里总有几百条信息。刚开始大家没说啥，时间长了都在抱怨早上起床手机卡死了，于是，我们四个被踢出群了。后来游侠单独拉了一个群，取名叫失眠者联盟，专拉失眠的人。一开始都是小区里面的人，后来人拉人，到现在一共有50多个。偶尔聚会、野餐或者打游戏。后来，游侠提议说，我们睡不好都是太闲了，出来走走，累一下就好了，之前出来过两次，大家觉得挺好玩。这不，又出来露营，就遇到你们咯。"

我："这么回事啊，你们出现这种症状多久了？"

吴梦："游侠、华涛是这半年才睡不好的，我和多多是大概一年前开始的吧。"

我："你们有没有接受治疗呢？"

吴梦："没有，就我之前买了点安眠药，可听人说副作用大，吃两天就停了。他们三个就这么凑合着睡，年轻嘛，还扛得住，挥霍呗。"

我："你们的睡眠质量差，虽然表现各不相同，但或多或少都有问题，更应该及时治疗，否则睡眠不好，长远来看，会严重影响身心健康，导致很多严重的疾病。"

吴梦："真的？姥爷，我们是咋回事啊，能不能具体说说？"

我："先说说你的失眠症吧。失眠短于一周，叫短暂性失眠；一周至一个月叫短期性失眠；长于一个月叫慢性失眠。失眠的原因很多，通常是多种原因合在一起造成的，比如慢性疾病、情绪障碍、药物、酒精、刺激物、工作和生活压力等。轻者入睡困难，易惊醒，早醒；重者彻夜难眠，常伴有头痛头晕、神疲乏力等，并且会对失眠感到焦虑和恐惧。长远来看，会诱发很多身体疾病，并且治疗难度会增加。必须用药物治疗，必要时结合心理治疗。"

吴梦："那游侠呢？"

我："游侠得的是梦游症，通常发生在睡眠的第三和第四阶段，常见于5至7岁的孩子，通常进入青春期后自行消失，部分成年人也会患梦游症，具有一定的遗传性。清醒后，患者对梦游中所发生的一切大都会遗忘，需要进行心理治疗。"

吴梦："华涛是什么情况啊？"

我："华涛说梦话其实是梦呓，简单说就是指睡眠中讲话，醒后不能回忆，属于睡眠障碍的一种，通常出现在睡眠的第四阶段。多数患者是因为压力过大、精神紧张诱发的。这个倒不是很严重，及时疏解压力，或者接受心理治疗，合理作息，通常就能改善睡眠。"

吴梦："那多多呢？"

我："税多多患的是嗜睡症，就是患者不分场合地表现出睡意，或者经常出现神乏现象，出现不同程度或不可抗拒的入睡情况。白天睡眠过多或醒来时达到完全觉醒状态的过渡时间延长，无法以睡眠时间不足来解释。嗜睡症会严重影响患者的生活质量和社交工作，导致学习能力下降，记忆力减退。这种情况需要药物治疗和心理调节相结合，同时辅以运动，合理作息，便能改善睡眠。所有关于睡眠的问题都与生活习惯、作息时间或心理压力有关，要改善睡眠也不是吃点药就能解决的，需要从点滴做起，慢慢调节。"

"原来这么多学问，你是怎么知道的啊？"吴梦问道。

老周喝了一口方便面汤，一抹嘴说道："他是精神科医生，你们今天算是遇到贵人了。"

吴梦："姥爷，明天我把你送到陈家沟，等你义诊完，再把你送回医院，给我们开点药治治呗。"

我："没问题，不过对失眠的治疗光吃药可不行，需要结合心理治疗和运动等，关键是生活习惯要调整。我回去之后给你们每人都列一个系统的治疗方案，谨遵医嘱，保证药到病除。"

吴梦："谢谢姥爷！"

闲聊几句，吴梦就回去睡觉了，后半夜我也没咋睡踏实，老周的呼噜和华涛的梦话总是轮番折磨我。

6

义诊结束后，他们一路送我们回到医院。我分别给他们提供了治疗方案，一群人高高兴兴地回家了。

我和老周加进了失眠者联盟的微信群，正在热火朝天地聊天呢，院长走了过来，说："你们这趟出差辛苦了。"

老周："那可不，院长你可不知道，那地方太偏远了，我们租车过去的，这差旅费可得多报点。"

院长："有发票吗？"

老周："有啊，正规的出租车发票，都在这儿呢。"老周拿出发票，递给院长。院长接过发票，拉了把椅子坐下，跷起二郎腿，说："你这发票一分钱都报不了。"

老周："为什么啊？"

院长："我们是实报实销，你们没有包车啊。"

老周慌了，解释说："怎么可能，那我们怎么去的陈家沟啊？"

院长："你自己给别人说的，单位派车送你，后来车抛锚了，你们就坐了别人的顺风车，回来也是这辆车送的。"

老周看了我一眼，眼神里都是疑问，仿佛在说："他是怎么知道的啊？"

"想知道我是怎么知道的吗？"院长说完，拿出另一部手机，打开微信群，放在老周面前，说："我也在失眠者联盟里，你们一上那辆车，我就全知道了。"

我们还没回过神来，院长起身拿起手机，边走边说："马上开会了，别迟到哟。"

我和老周来不及多想，赶紧拿着笔记本，直奔会议室。

老郝说

当出现失眠时，我们需要对自己的认知和习惯进行调整。我们要改变自己对睡眠的错误观念，如"夜里没睡好，白天多补觉""晚上睡不着，白天一定会完蛋的"。因此，我们要尊重生物节律，定时躺到床上。睡觉之前不要玩手机，不喝含咖啡因的饮料，如茶、咖啡、可乐，不要把白天的烦恼带到睡前，进行适度的锻炼。此外，可以给自己创造一个适宜睡眠的环境，比如安静、温暖、减少光线刺激等。此外，可以试着听白噪声帮助入睡。

亡 楼

1

我和院长去 P 城出差，开了几天的会，周日会议终于结束了，我们买了上午 9 点半的火车票返程。

9 点我们来到火车站，取了票，稍事休息后检票进站上车。找到座位后，我放好行李箱，拿出水杯和手机放在桌板上，戴上老花眼镜看起了手机新闻。院长拿出笔记本电脑，噼里啪啦地敲击着键盘。

不一会儿，走过来一对情侣，确定座位后在我们对面坐下。小伙子戴着鸭舌帽，身体瘦弱，眼神里带着些许疲惫。姑娘倒是神采奕奕，蹦蹦跳跳像只小兔子。

列车出发了，小伙子说他有些困倦，姑娘拿出 U 形枕递给他，小伙子靠着 U 形枕很快就进入了梦乡。

我收起手机，拿出会议资料看起来，院长继续在电脑上专心致志地整理文稿。女孩见小伙子睡着后，拿出手机准备玩。她扫了一眼桌面上的资料，说："大爷，你是精神科大夫啊？"

我笑着点了点头。

姑娘："你认识很多精神疾病领域的专家吧？"

我："是的，怎么了？"

姑娘："那你认识 P 城的阎王爷吗？"

我："阎王爷？《西游记》里看见过。"

姑娘："那亡楼你听过吗？"

141

我："亡楼？没听过。"

姑娘："亡楼都没听过？我朋友之前就去了这个地方。"

"亡楼"和"阎王爷"这两个词勾起了我的好奇心。

我："你朋友去亡楼干吗？"

姑娘："旅游啊，散散心，当然这只是其中之一，还有一件重要的事情。"

我："啥事啊？"

姑娘："嘻嘻，说出来怕吓着你。"

我："吓着我？呵呵，老夫行走江湖多年，还真不知道能被什么事吓住。"

姑娘："好吧，既然你这么胆儿肥，那就把耳朵凑过来。"

我起身，侧着头把耳朵伸过去，姑娘也笑嘻嘻地起身，用手挡着嘴，悄声说道："自杀！"

"自杀？"我立马大声惊讶道，倒不是被死亡惊吓住，只是诧异这姑娘小小年纪，自杀从她嘴里说出来居然这么漫不经心。院长看了我一眼，一副嫌弃我大惊小怪的表情，继续专心忙着手里的事。

姑娘捂着嘴差点没笑出声，我感觉事情并不简单，琢磨着要一探究竟。如果直接追问，她肯定不会细说，得想个法子套出她的话。这时，姑娘从背包里拿水杯，我看包里有一瓶抗抑郁类药物，便想借机找话题。

"是他要自杀吧。"我指着小伙子说道。

姑娘赶紧把我的手压下来，惊诧道："嘘，小声点。"姑娘往后看了看，确定小伙子没反应后问道："你怎么知道的？"

"这药是新型抗抑郁药物，以 5- 羟色胺再摄取类抑制剂为主。你的精神状态很好，肯定不吃这药。这个小伙子精神状态较差，身体瘦弱，应该是在吃抗抑郁药，去 P 城自杀的人就他喽。"说完这些，我推了推眼镜，两手抱在胸口做战术后仰状。

"牛啊大爷！福尔摩斯啊。"姑娘竖起大拇指连连称赞。

我："精神疾病要确诊和治疗，经验很重要。"

姑娘："一看你就是老江湖。"

我："精神疾病的治疗这块儿，咱还是拿捏得死死的。要不这样，你给我说说亡楼的事，以后抑郁症的治疗没准儿我能帮上你呢。"

"这个嘛……"姑娘看了看熟睡的小哥，欲言又止。

"我是精神科医生，我会替你保密的，这是职业道德。"我承诺道。

"好吧，你是医生，后续治疗可能还得找你，不过你可得替我保密啊。"姑娘说。

"嗯，你放心吧。"我说。

姑娘再次看了看小哥，扫了一眼埋头工作的院长，打开了话匣子。

2

"我叫黄晓霞，是个程序员，他叫张伟，之前做保险销售。我俩是大学同学，毕业后一起打拼闯事业。半年前，他睡眠变得很差，每晚都失眠，早上又醒得特别早。下班后经常把自己关在屋子里，情绪也变得容易崩溃，还会因为一些很小的事就莫名其妙地哭。我带他去看了医生，确诊是抑郁症，医生开了药，他回家吃了一段时间，确实好了很多，整个人都精神了。可好景不长，停药后又复发了，情况比之前还严重，他根本不配合治疗，脑子里都是自杀的念头。有一次，他都走到天台准备跳楼了，被我拦了下来。

"三个月前的一个晚上，张伟整晚都在和一个人聊天，还在网上填表格，准备资料。因为患有抑郁症，他整个人都没有活力，平时很难看到他有精力玩电脑，那天的举动让我起了疑心。我觉得事有蹊跷，便趁他睡着后，打开他的电脑，看了他和那人的聊天记录，我整个人都吓傻了。

"对方叫马面，自称是阎王爷的助手，能帮助张伟自杀，但需要张伟通过考评。他要求张伟按照要求上传所有诊疗记录，填写相关病情资料，如果考评通过才能帮他实施自杀，同时张伟还得支付44元的服务费。

"这不明摆着是骗钱吗？可张伟这个蠢货还真的填了资料，对方审核后通知他，考评通过了，张伟便交了钱。

"我以为到这儿就结束了，骗子拉黑卷款走人，谁知这马面发给了张伟一份自杀计划，包括自杀时间、地点、方式以及如何跟家人撒谎，到地点后的对接人和暗号，遗嘱模板和注意事项，等等，非常详细，细节考虑得很周到，甚至还有保密条款和免责声明。

"我意识到事情的严重性，随后以一个自杀者的身份申请加马面的QQ好友，马面通过了好友验证。

"我当时脑子里一片空白，不知道该怎么与他周旋，索性打了很长一段话发过去，告诉他立即停止这种诱导他人自杀的行为，张伟只是生病了，并不是真的想死。如果他继续这样间接杀人，我会将他与张伟的聊天记录截图当作证据，报警把他抓起来。

"消息发过去，马面回了一句：'你这样会害了他。'

"我一头雾水，索性拨通对方的QQ语音电话，对方给我挂了，随后回复我一条信息：'按我的计划做，保证他没事。'

"'我凭什么相信你？'我回复道。

"'因为，我也是蘑菇。'

"随后他便下线了。

"我上网查了亡楼的相关信息，没啥收获，又找了好久，终于在暗网上一个关于自杀的话题里看到一条信息。在抑郁症患者的心中有一个圣地，它是自杀者的天堂，所有抑郁症患者的终极愿望就是去那里跳楼，给生命画上一个圆满的句号，那便是P城的亡楼。楼主是一个姓王的大爷，因为进了亡楼的人都如愿以偿自杀了，所以大家都叫他阎王爷。

"张伟这次去P城，应该就是奔着亡楼去的，想在那里完成生命的最后一跃。我本来想报警，阻止这一切，但又有些犹豫，我不确定报警后会对张伟的内心造成什么影响，后来想起马面发的最后一条信息，便查了查'我也是蘑菇'这个句子的含义，然后在一本书的韩文版序言里找到了这句话，这是一个关于精神疾病患者的故事。

"精神病院来了一位患者，每天都拿着一把雨伞，安静地蹲在墙角。这个怪异的行为引起了大家的注意，护士再三询问都没能得到答案。就在大家一筹莫展时，一位医生拿着雨伞也跟着患者蹲在墙角。两人不言不语，一蹲就是一个月，经过这一个月漫长而安静的陪伴，患者终于开口了，他说：'请问……你也是蘑菇吗？'医生回答：'是的，我也是蘑菇。'

"看完这个故事，我寻思这个马面难道也是一位抑郁症患者？而且世上哪有这么蠢的骗子，为了44块钱杀人，也太不划算了吧。于是我决定先不揭穿他，见机行事。"

3

听她说到这里，我突然反应过来，问道："你查的那本书是不是中文版叫《你也是蘑菇吗》？"

"对啊，韩文版名字挺有意思的，好像叫《快来，这样的精神科医生是第一次吧？》。"姑娘说。

"巧啊，那是我写的第一本书，2016年出版的，这个马面不会是我粉丝吧。"我惊讶道。

"天啊，这么巧啊。"姑娘惊喜地说。

"从这个蘑菇的故事看来，他确实不像杀人狂，后来呢？"我问。

"后来的故事简直就是惊心动魄。"她喝了一口水，看了看熟睡的张伟，继续说道。

4

　　"张伟按照计划书行事,那几天他积极吃药,假装病情好转,真的像变了个人,并有意无意地暗示我要出去散散心,有利于治疗,以此打消我的疑虑。三天后,他对我提出想一个人去 P 城,我同意了,并且一路尾随他到了 P 城。他出站后上了一辆出租车,我也赶紧打了一辆出租车跟上,车开了 20 分钟左右,在一个河畔边的老小区停了下来。他下车后径直走进那个小区,我也跟着进去,他走到小区最里面的独栋小楼。

　　"五分钟过去了,他还没出来,我拿起电话打给他,没人接。我着急了,准备冲进去救人,刚走到楼梯口就被人拦住了。对方用低沉的语气说道:'他很安全。'

　　"'你是谁啊?'

　　"对方随即拿出手机,打开 QQ 对话框给我看,是他与我聊天的界面。

　　"'你是马面?'我疑惑道。

　　"'想要他活就跟我来。'说完他快步向小区外走去,我不知所措,直觉告诉我可以相信他,于是便跟在他后面往外走。

　　"我们来到河对面的一处茶楼,与刚才的独栋小楼隔河相望。他要了两杯茶,打开微信回了条信息。

　　"'张伟他现在怎么样?'我焦急地问道。

　　"他从包里拿出一个望远镜,递给我,说道:'他在对面独栋小楼的一楼。'

　　"我拿起望远镜看过去,张伟确实在独栋小楼的一楼,正在整理行李。

　　"'你们这是要干什么?'

　　"他点上一根烟,深吸了一口,眼睛看向河对岸,抖了抖烟灰后道出了事情的原委。

"'那就是亡楼，亡楼的主人叫王大全，那栋楼都是他家的。王大全的父亲在他10岁时因抑郁症跳楼死了，就在那楼的顶上往河里跳的。他遗传了父亲的抑郁症，28岁那年也跳楼了，和他父亲一样，站在楼顶往河里跳，但他运气好，被人救了起来，这才捡回了一条命。

"'救王大全的人是个医生，治好了他的病。后来，王大全有了一儿一女，这两个孩子长大后也都有抑郁症，幸亏后来医疗条件好了，治疗得还不错，儿子长得挺帅的，一表人才，又是个热心肠。他知道抑郁症这玩意儿害人不浅，应该帮帮那些受抑郁症折磨的人，助他们远离病魔。于是他自学了心理学和精神病学知识，时机成熟后便搞了这个亡楼。王大全就成了手持生死簿的阎王爷，一儿一女当助理，也就被人称为牛头和马面，而我就是马面。'

"'啧啧啧，夸自己就直说呗，还挺会给自己加词儿。'

"马面吸了口烟，继续说道：'我们的套路其实很简单，先在网络上寻找那些受抑郁症折磨到要自杀的人，比如QQ群、贴吧、微博、微信群等，然后联系患者，对其进行考评，考评的内容主要是鉴别患者患抑郁症的严重程度和之前的治疗情况。严重的抑郁症患者的意志活动呈显著持久的抑制，他们行为缓慢，生活被动、疏懒，不愿和周围人接触交往，我们很难把他们约出来。我们要筛选的就是有一定行动能力和自知力，脑子里也有强烈自杀念头的人。这些人通过审核筛选之后，我会发给阎王爷，阎王爷在生死簿上打了叉，我才能将他们带进亡楼。

"'亡楼一共五层，每层楼的窗户都用钢筋封上了，房间里还有针孔摄像头，防止患者做出过激行为，想擅自自杀是不可能的。新人会被安排住在一楼，只有五楼的人才有资格跳楼自杀，而五楼的人自杀之后，后面的人依次搬到上一楼，一楼空出来了再进新人。跳楼一般会选择在清晨，那个时间是抑郁症患者最难受的时候，也就是常说的晨重暮轻，抑郁症患者在黄昏时的个人状态最好，晨间

147

最难受，自杀概率也最大。自杀时，一楼至四楼的住户会按规定站在窗台前，目送五楼的病友离开。

"'从一楼搬到五楼，基本上需要三个月，也就是说，从搬进亡楼到跳楼死亡需要三个月的时间。时辰一到，必死无疑，这就是那句老话，阎王要你三更死，绝不留你到五更。'"

5

晓霞嘴都说干了，喝了口水，稍作休息。听她说了这么多，我心中有个疑问："晓霞，说了这么多，去了亡楼的人最后还是跳楼死了啊。"

"没死。"晓霞咽了一口水，笑着说道。

"不是从五楼跳下去了吗？"我奇怪地问。

"那是表象，是一出戏。"晓霞说。

我听到这里更加迷糊了，问道："一出戏？谁是演员？"

"我呗！"张伟揉了揉眼睛，摘下U形枕说道。

"不好意思，不好意思，吵醒了你。"晓霞见张伟醒来，连忙道歉道。

"没关系的，小乖，我睡眠浅，睡觉都迷迷糊糊的，不怪你。"晓霞一脸幸福，搂着张伟的胳膊，将头搭在他肩膀上。

"这药会有一些副作用，问题不大的话坚持坚持，实在受不了就调换一下。"我热情并带着歉意给张伟解释道。

"嗯，我知道，阎王爷都跟我说了。"张伟道。

"你是我们这里唯一一进过亡楼的人，里面啥情况？"我问道。

"叔，对不住了，我不能说，为了里面的抑郁症患者，咱得保密。"张伟说。

"你放心，我是精神科医生，不会乱说的，以后有治疗上的问题，你们也可以随时找我。"我承诺道。

张伟看了看一旁的院长，一脸无奈地看着我。

"哦哦哦，这是我们医院的院长，德艺双馨，自己人，不会乱说的。"我连忙解释。

张伟看了看晓霞，寻思一番后道："好吧，我相信你们。"

他拿起水杯喝一口水，打开了话匣子。

6

"亡楼其实并不像听起来那么可怕，它就像一个民宿，各楼层之间禁止往来，大家各过各的。里面的环境很温馨，房间的装修布置都用的暖色系，让人不会感觉压抑。我很喜欢里面的被子和枕头，特别柔软舒服。

"阎王爷是亡楼的主人，他头发花白，身材瘦小，经常穿着白T恤、灰短裤、黑布鞋，手里总是摇晃着一把破蒲扇，脸上总挂着笑相，为人和蔼可亲。他有一种很特别的魔力，就是当你的抑郁情绪来袭时，他只需要在你身旁边扇蒲扇边说：'深呼吸，慢慢来。'那风跟掺了镇静剂一样，吹几下，你就会渐渐静下心来，这大概就是气场吧。

"我刚进亡楼的时候其实很抵触，因为我是来自杀的，但他却让我先休息，并依照他的安排吃药。我当然不会配合，阎王爷边扇蒲扇边说：'你跳楼还得爬到楼顶，喝药也要出门买，上吊也要打绳结不是。想自杀就别着急，来这里是签了协议书的，照章办事，才能死得痛快。'

"听他这么一说，想想也有道理，我就稀里糊涂地吃药了。就这么过了一段时间，我觉得我不是在自杀，是在耗时间，是被马面和阎王爷骗了。

"那天早上，阎王爷刚送进早餐来，我就怒火中烧地朝他吼：'这里根本就没法自杀，你们是在骗我，骗子，快把我放出去。'

"他依旧扇着扇子，心平气和地说：'深呼吸，慢慢来。'

"我根本停不下来，继续怒吼道：'我是来自杀的，死不了就退

钱，放我回去。'

"'死不了？谁说死不了，你往身后看。'阎王爷用扇子指了指我身后的窗户。

"我一转身，从楼上掉下一个身影，'扑通'一声掉进了河里，被河水冲走了。

"第一次见人自杀，我确实震惊了。

"'喏，这不自杀了嘛，放心，会死的。'说完他转身走了。

"我看着湍急的河水，内心百感交集。想着既然自己选择了，还是坚持下来吧，反正要不了多久就会结束这一切。有可能是药物起效，让我厘清了思绪，在亡楼待久了我才发现，其实亡楼就相当于一家精神病院，我到亡楼后不是自杀，而是重生。阎王爷在心理学方面的造诣很深，精神病学这块也有高人指点，再加上患者都是筛选过的，一进亡楼就被收拾得服服帖帖。我们的生活作息都被安排得明明白白，包括休息、吃饭、睡觉、游戏、锻炼等，每天按时作息，每层楼还有运动室和图书馆，变着法子让我参与进去。每天阎王爷都会来和我聊天，天文、地理、文学、历史，就没他不知道的，有时候我实在不想说话，他就在那儿坐着看书，就这么陪着我。

"阎王爷会以契约精神、影响他人自杀、取消自杀名额等各种理由，软硬兼施，威逼利诱，要我吃药，配合治疗。后来我才知道，其实这些都是抗抑郁的药物。每天早上他会喊我起床，我想多躺会儿都不行，吃完早餐后会陪我看书读报，讲他以前的故事。从他小时候三弟兄打架，到他当兵请接兵干部吃饭，到他新兵连班长如何保护他，到他和敌人战斗，再到他打死了一个女犯后抑郁，等等。我听得可入迷了，后来才知道，这些都是他编的，这是许三多的故事。

"午餐我经常吃鱼，他说这是河里钓上来的，不吃浪费了，他也是睁着眼睛说瞎话，明明都是深海鱼。后来我才知道，海鱼中的 ω-3

脂肪酸与常用的抗抑郁药有类似作用，能阻断神经传导路径，增加血清素的分泌量，对治疗抑郁症有帮助。吃完午饭后，我会有半小时午休时间，他会搭把摇椅坐在走廊里监督大家睡觉，他困了就耷拉着脑袋睡觉，梦里口水流得老长了。

"下午的时候他会做一些点心，然后带我去健身房做运动，他喜欢打乒乓球，打得很好，一开始我打不过，每次都被大比分碾压。后来我勤学苦练了好久，终于，我再也不打乒乓球了。

"基本上每隔三周就会有人跳楼，我也会往上搬一层楼，越往上状态越好，越不想自杀。阎王爷重点关注的是一楼到三楼的人，到了四楼基本上大家就没自杀念头了，但为了给后面的新人树立'榜样'，大家都会积极配合。三个月时间到了，基本上第一阶段的治疗就结束了。我会在三个月后的清晨准时跳楼，跳楼时我穿上了救生衣，而且在水面距离跳楼地点30米处有牛头和马面守候着，他们会把我救上来，然后送回家。

"这一切都要求我们必须保密，所以直至今日，在网上能够找到的关于亡楼的信息极少。"

张伟稍作休息，剥了个橘子润润口。

"这个亡楼相当于一家医院，一个人根本运作不开啊，里面怎么分工呢？"我疑惑道。

"阎王爷负责日常管理，进去的患者他都能照应到。马面负责联系患者，包括在网上找人和对接后续事宜，我就是被他找来的。牛头负责行政，吃喝拉撒和财务都是她打理，在确定患者入住后，她会联系家人说明情况，定期将患者的治疗情况、视频资料、治疗费用告知患者家属，家属都会理解和支持，并支付费用。

"也有家庭情况困难或者不愿意出钱的，阎王爷通常会自己贴钱。阎王爷家除了亡楼还有很多铺面，都是拆迁补偿的。牛头、马面也是兼职，他们有自己的事业，这些钱对他们来说，不算个事儿。患者跳楼之前，马面会提前通知家属，告知后期治疗的注意事项，患者到家那一刻，他们的工作才算全部结束。对了，好像还有一个人叫孟婆，具体做什么的我不知道，有几次我听阎王爷在和他打电话讨论治疗方案。

"我在亡楼居住期间，小乖每周都会收到牛头发来的治疗情况、视频资料和费用清单。今早我跳楼后，按照安排，她来接的我。"

7

张伟说到这里，事情基本都通了，但我还有一事不明。

"抑郁症的治疗可是很专业的，阎王爷不是精神科大夫，他怎么知道如何用药，而且他也拿不到抗抑郁药啊？"

"这我就不知道了，难不成是非法行医？"晓霞惊讶道。

"要是被抓到了可就……"后面的话我都不敢说了。

"抓什么抓？"一直沉默的院长突然开口了，难不成他一直在听我们说话，真是"老奸巨猾"。

院长转过电脑屏幕面向我们仨，我们定睛一看，都傻眼了。这竟然是张伟的治疗档案，上面详细记录了张伟初次发病的时间、治疗情况、预后复发等病情，还有进入亡楼的时间、地点、联系人，以及在亡楼期间的用餐、休息、用药、不良反应等治疗情况，包括今天离开要坐的列车班次都记录在上面。

"你，你怎么会有我的治疗档案？"张伟问道。

"院长，这事儿你也参与了吗？"我疑惑道。

"亡楼里的所有患者都在我们医院办了就诊卡，亡楼里患者服用的药都是我开的。"院长转过电脑，继续忙活。

"难道，你就是孟婆？"张伟看着院长说道，"怪不得阎王爷要和你讨论治疗方案，原来你才是专家，是你在给我用药。"

院长合上笔记本电脑，整理好桌面的资料，说道："那年，我还在 P 城挂职，早上在河边晨跑，看到有人落水，便将他救了起来，这人就是王大全。王大全在医院接受治疗时，认识了很多和他有一样遭遇的人，他们出院后也有联系。多年过去了，有的人预后良好，有的人复发入院，也有的人走向自杀。后来，他的两个孩子确诊了抑郁症，他知道抑郁症对患者和家庭意味着什么，他找到我，希望我可以帮助这些人，于是我们一起创造了亡楼。"

"好伟大啊，院长大叔，我好崇拜你啊！"晓霞拉着院长的手敬仰道，片刻后似乎想起了什么，又说，"只是，张伟之前复发过一次了，我挺担心的，这病为什么复发率这么高啊？"

"抑郁症的复发率较高，首次抑郁症发作恢复后，约50%的患者可能会在不久的将来再次出现抑郁发作。导致抑郁症复发的危险因素大致有四种：一是急性期治疗结束后，患者仍存在残留的抑郁症状或仍有消极的思维方式；二是双重抑郁；三是有过复发的患者，特别是三次抑郁发作者复发的概率约90%；四是患者抑郁症状缓解后继续生活在应激环境中或对生活现状很不满意。总体来说，复发是多个因素导致的，既有个人的因素，也有环境的因素。"院长详细地解释了一番。

"哦，对于复发，应该怎么注意用药呢？"晓霞问。

"这个嘛，用药掌控因人而异，长期抗抑郁药物的应用可以有效地预防抑郁症的复发。首次抑郁症发作治愈后应预防用药至少六个月；第二次发作痊愈后应预防用药两年到三年；第三次发作时应考虑终身服药预防复发。但在临床实践中尚应根据患者的病情严重程度、工作及生活情况、服药带来的不便等综合考虑，其中病情严重程度是重要的因素。张伟是第一次复发，回家后需要继续用药，同时注意生活环境。"院长说。

"他倔得很，要是自己停药了会怎么样啊？"晓霞看着张伟，没好气地说道。

"千万不能擅自停药，这很危险。所有的抗抑郁药物在停药时应逐渐缓慢减量，不要骤停。因为在较长时间使用药物后如果突然停药，人们可能会出现'撤药综合征'，表现为头晕、恶心、呕吐、乏力、易激惹与睡眠障碍等症状，这对治疗来说非常不利。张伟你记住，千万不能擅自停药。"院长语重心长地叮嘱道。

"好的，院长，我一定谨遵医嘱，早日战胜病魔。"张伟坚定地说道。

"嗯，还有一个事，关于亡楼的事情，绝对不能公开，更不便宣扬，这对患者影响极大，请你们保密，谢谢。"院长说。

"嗯嗯，嗯嗯。"晓霞和张伟连忙点头。

"还有你，老郝，别出去乱说啊。"院长看着我说。

"我？我会保密的，这是患者的隐私，这点职业道德我还是有的。"我连忙解释道。

院长继续整理资料，不再与我们闲聊。

半小时后，火车到站了，我们分道扬镳。

8

回家后，我在网上找了找亡楼的相关信息，果然一无所获，闲来无事，我查了查孟婆。

据传说，孟婆是地府中专司将生魂抹去记忆的地狱幽冥之神，常驻奈河桥，为投胎的灵体提供孟婆汤，以消除记忆。如此说来，亡楼是抑郁症患者转世的奈河桥，院长是孟婆，他开的药便是孟婆汤。

我突然诗兴大发，拿起毛笔，写下一首诗。

亡　楼

马面抓亡魂；

阎王判转世。

喝罢孟婆汤；

过桥为新人。

老郝说

抑郁症对现代人来说是一个很常见的精神障碍，因为现代人生活压力大，所以很容易产生抑郁问题。抑郁症的典型表现有三个核心感受和八个附加感受。三个核心感受分别是心境低落、兴趣丧失和精力降低；八个附加感受分别是专注力降低、自信降低、自罪观念和无价值感、认为自己前途暗淡、有自杀行动、睡眠障碍、食欲下降和其他行为。

需要注意的是，抑郁情绪与抑郁症要区分对待。一般来说，抑郁情绪的症状更少，程度更轻，持续的时间也更短。此外，抑郁情绪通常都是由外界原因导致的，而抑郁症在很多情况下是由生理因素导致的。抑郁症的成因很复杂，社会环境因素、心理因素、生理因素都会对抑郁症产生影响。

很多人对抑郁症的缓解都有自己的一套方法，但这些方法也许并不靠谱，比如暴饮暴食、疯狂购物、过度运动、喝酒等，并不能真正解决抑郁问题。研究显示，除药物疗法外，深呼吸放松练习和冥想放松练习也能产生很好的效果，《彩虹桥》中会对这两种练习进行详细的介绍。

度人者

1

"我老婆想自杀,她也是艾滋病感染者,我传染的。"

站在我面前的这个小伙子面露难色,看了一下身边的妻子,轻轻地将手放在媳妇的肩膀上。姑娘坐在椅子上,低头不语,右手不停地转着无名指上的婚戒。

2

"你是不是人啊?在外面乱搞,染病了还回去传给你老婆,谁能干得出这种事!"一旁整理资料的李护士转身指着小伙子就是一顿臭骂。

我赶紧拉住她,并向小伙子解释道:"不好意思,不好意思,她性子直,说话有点……"

话没说完,小伙子说道:"没事,我理解。"

李护士狠狠地瞪了小伙子一眼,转身继续整理资料了。可能是刚才李护士怼人语气有点重,两口子也都不说话了。

为了让他们打开话匣子,也为了更好地了解病情,我提议道:"今天没有别的号了,时间宽裕,愿意的话,咱们聊聊。小李,给倒杯水。"

李护士不理我,我拉了拉她的袖子,她才去倒水了。

小伙子俯下身,在姑娘耳边轻声说道:"我出去打个电话,你和医生慢慢聊吧。"说罢便转身离去。

姑娘看了看男人的背影，沉思了片刻，说道："我叫邹巧儿，我老公叫葛云岭，是新媒体从业者，现在经营着一家互联网公司，主要做一些本地微信公众号和微博视频类账号。"

我："哟，大V啊，多少粉丝呢？"

小邹："谈不上，混口饭吃，公众号粉丝有180多万，其余平台累计粉丝一共800多万吧。"

小邹接过李护士递来的水，喝了一口，继续说道："我们是在上一家公司认识的，我以前是他的上司，面试的时候我就看出来了，他是一个很有能力的人。被录用之后果然他的表现很好，做事认真，有原则，业务能力很强，很快就在同行里脱颖而出。我对他渐渐产生了好感，为了能够和他多待一会儿，我经常故意喊他留下来陪我加班，通过那段时间的相处，我发现他特别会照顾人，也是我喜欢的类型，我决定主动追求他。"

"敢爱敢恨，勇气可嘉。"我是真心夸赞这个女孩，她知道自己想要的是什么，并且会朝着既定的方向努力。

小邹接着说："那段时间账号刚刚上线，总公司给我们的KPI压力很大，要求在半年内涨到40万粉丝。我和他一起发传单、做推广、审稿子。几乎发动了所有亲戚朋友转发文章，半夜起来抓热点，赶稿子，做街拍视频，和商家谈商业Wi-Fi涨粉，落地粉丝福利活动，等等。功夫不负有心人，我们提前一个月做到了拥有40万粉丝。就在开庆功宴那天晚上，借着酒劲儿，我向他表白了。"

我："嗯，后来呢？"

小邹："他以为我喝多了，就敷衍了我几句。"

我："那你到底喝多没有？"

小邹："没有，我还记得我吐了他一身。"

我："那你确实喝多了。"

小邹："可能是吧，第二天，我又找他再次表白。"

我："后来呢？"

小邹："他说，可以先交往看看。"

我："看啥？"

小邹："就是试着交往，他是一个理工男，做事认真严谨，对待感情也是。当他说出'看看'的时候，他就开始在心里'测评'我了。"

我："怎样测评呢？"

小邹："用他的话说，就是观察我的言谈举止，分析我的人格特性，结合现在，展望未来，一番测评之后最终他决定和我交往。"

我："哇，还真看不出来，他这种近乎冷血的理性，你会喜欢吗？"

小邹："喜欢啊，我觉得挺好的。我开朗奔放，他理性温和，我俩正好互补。再说，他也不是那种不近人情的人，生活中还经常给我一些小浪漫。"

我："比方说？"

小邹："我和他回老家，他带着我给村里所有的长辈都拜了年，并成功地说服他们，同意在我死后将我埋在村里的集体坟地里，他说我是第一个有这个荣誉的媳妇。"

我："嗯……这也太……浪……漫了吧。"

我尽量找话题并提问，好让她更主动地倾诉。

小邹："反正我是欣赏他那股子'傻'劲儿的。"

我："后来发生了什么呢？"

小邹："一年后，我们结婚了，我们没有举办婚礼，而是去泰国旅行结婚，那五天是我们生命中最美好的时光。回来我就怀孕了，我个人其实是不太想要这个孩子，因为那段时间我俩都辞职创业，做了现在的这个微信公众号，同时开辟整个新媒体矩阵，在微博、知乎、头条等新媒体平台开疆拓土。处于事业上升期的我们很少有时间享受生活，特别忙，除了工作就是加班，我本想等事业上正轨、收入稳定后再要孩子，我以为以他理工男的个性，应该会算这笔账，可他不同意。"

我："他的理由是什么？"

小邹："一切都是最好的安排。"

我："这不像是他说的话啊。"

"所以在我看来，这也是他的小浪漫啊。"小邹说到这里，嘴角露出一丝笑意。

"从那以后，他主动分担了我大部分工作，只让我做一些辅助性的事情。我怀胎十月，顺利生下了大宝。生完大宝之后，我就在家全职带孩子，他白天上班，晚上回家带孩子，夜里还要起来喂奶、换尿片，真的是一个称职的父亲。看着孩子一天天长大，老公的事业也蒸蒸日上，我真的特别开心。"

小邹喝了一口水，之前紧皱的眉头也渐渐舒展开来，谈话氛围轻松了许多，到这个时候我觉得应该切入主题了。

我："嗯，真心为你和家人感到高兴，刚刚你老公说的自杀和艾滋病是怎么回事呢？"

小邹些许沉默之后，喝了口水继续说道："一切的改变还得从大宝一岁生日那天说起，孩子的第一个生日，我们决定给他办个热热闹闹的生日 party。我们在酒店里订了包间，一起布置生日会场，请来了亲戚朋友一起吃蛋糕。那一晚我们都很开心，大宝收到了很多礼物和祝福。

"快到晚上 9 点的时候，大家意犹未尽，有人提议去酒吧再玩会儿，我们也不想扫兴，便叫我爸妈带着大宝回家，我和老公跟着朋友转战酒吧。不知道喝了多少酒，我们都醉了。三个月后，我怀孕了，去医院孕检，查出了艾滋病，医生建议我老公也去检查一下，结果显示他也是感染者。"

她端着杯子陷入了沉思，我一时不知道该怎么接话，便这么安静地坐着，等她自己开口。几分钟后，她终于慢慢说道："这个消息简直是晴天霹雳，我觉得一切都完了，我对他这么好，我……想到这些我觉得天都塌了，我甚至想过自杀，一死了之，但看看咿呀学语的大宝，我又……"

她抽泣着，眼泪打湿了衣服，我递了纸巾给她，她接过纸巾擦拭眼泪。

我："你是怎么知道是他传染给你的？"

小邹："他主动承认的，就在大宝生日那天，他在酒吧喝多了，和陌生女人在厕所发生了关系。"

我："孩子呢？"

小邹："我们看过医生，医生说这个时间段还早，通过服用阻断药，孩子感染的概率会特别小，几乎不会被感染。但他不想要这个孩子，他说我的精神状况很差，再要孩子怕扛不住，可我坚持要。"

我："为什么？"

"我那会儿特别悲观，就想着万一有一天我和他都走了，两个孩子还可以相互照应。"说到这里，她再次哭了起来，我连忙递上纸巾，转移话题。

"现在通过治疗能最大限度和持久地降低病毒载量，获得免疫功能重建和维持免疫功能，你不要太悲观。"我劝说道。

"嗯，医生也是这么说的，可是我心里还是过不去这个坎。我曾经很恨他，这一切都是他造成的，他毁了我们这个家。后来转念一想，恨又有什么用呢，恨他只会让我自己、让生活、让这一切变得更糟糕。"小邹无奈地说。

我问她："孩子现在怎么样？"

小邹："两个月前出生了，一切正常。"

我："这下可以安心了。"

"我们小心翼翼地养育着孩子，两个孩子我带不过来，我爸生病住院了，我妈在照顾他，老公就叫他父母从老家过来帮忙带。他父母的生活习惯我也是见识了，在家里养鸡、养鸭，厨房垃圾往马桶里倒，早上5点就起床到小区捡矿泉水瓶堆在走廊里。这些我都能忍，开始他们用老家坐月子那套来要求我，家里门窗紧闭，不能洗头洗澡，一日三餐都要我吃鸡蛋，这些我就真的接受不了。从那时开始，我的情绪就特别低落，脑子里总会有一些不好的想法。

"二宝满月那几天拉肚子，公公婆婆不知道从哪里听的土方子，要给孩子喂冬瓜水，我死活不让。我们大吵了一架，我将之前全部的怨气都发泄了出来，老公两头劝。那件事之后，我明显感觉到自己总是无精打采，白天困倦，晚上睡不踏实，泪点特别低，动不动就哭。

"老公察觉出了我的变化，以为是他父母把我气到了，便让他父母多迁就我。可他父母却不这么想，说我这是矫情，装可怜。吃饭的时候还老说老家谁谁的媳妇生了两个娃，最小的还在喂奶，还能给家里修房子搭把手，这样阴阳怪气嘲讽我的例子不胜枚举。

"半个月前，公公打扫卫生，在我卧室里看到了化验单，知道我俩是艾滋病感染者，当时就炸锅了，说我在外面乱搞，行为不检点，得了绝症还要传染给他儿子和孙子。我没有反驳，因为我知道不管我说什么，他们都不会信。

"我老公知道后，给他们解释了好久，并且说是他感染的我，他们二老哭了好久，但还是觉得我是罪魁祸首。从那以后我用过的东西，他们碰都不碰，甚至不敢挨我太近，还和左邻右舍说我坏话，说我不守妇道、水性杨花。"

我问她："自杀的想法从什么时候开始产生的呢？"

小邹坦言："生完二宝的半个月后吧，那时候我内心特别孤独和无助，我很害怕孩子生病，担心照顾不好他，害怕公公婆婆趁我不在给孩子用什么土方子，害怕自己的艾滋病病毒传染给孩子。我睡眠很差，几乎没睡过一个踏实觉，胃口也不好，他父母做的食物我一口也咽不下去，但又怕被他们发现，我就偷偷地倒在口袋里，下楼的时候丢掉。

"有时候我真觉得活着太累了，生活没有意义，这一切都是自己的错。上个星期天，老公不上班，我想让他睡会儿懒觉，就没有起床打扰他。公公婆婆又在外面指桑骂槐，说我好吃懒做，不要孩子，不管老公，太阳都落山了还不起来。我真的受不了了，想着都是因为我，才让老公和孩子受罪，还不如一死了之。我走到阳台边准备跳下去，刚好被老公看到了，他一把将我拉住。"

小邹哭得很厉害，泣不成声。我知道这个时候再多的安慰都是没有用的，就安静地陪着她，等她的情绪慢慢平复。

我给她倒了一些水，递过纸巾，她情绪缓和后，说道："老公估摸着我有精神方面的问题，就带我来了你这里。"

事情大概清楚了，接下来该我出场了，我调整了一下坐姿。

3

我说："你这是产后抑郁症。"

小邹问："嗯？什么是产后抑郁症？"

我耐心地向她解释道："产后抑郁症是指女性于产褥期出现明显的抑郁症状或典型的抑郁发作，与产后心绪不宁和产后精神病同属产褥期精神综合征。病因主要是患者在妊娠分娩的过程中，身体的内分泌发生变化，导致情绪波动增大。同时，有家族抑郁症病史的产妇，产后抑郁症的发病率也相对较高。此外，产妇对分娩的紧张和恐惧心理也会导致生理上和心理上的应激增强，这些因素都会诱发产后抑郁症。"

小邹问："那为什么我生大宝的时候没有呢？"

我："这就涉及产后抑郁症的另一个病因，社会心理因素。导致产后抑郁症的社会心理因素主要有以下几点：第一是不良的生活事件，比如之前的老公出轨、艾滋病感染，这都是对你心理上的打击；第二是家庭关系不融洽，比如婆媳关系不和谐以及抚养方式的差异等；第三是缺乏良好的社会支持，比如家人只关心孩子，对产妇漠不关心，忽略产妇的感受和内心变化；第四是社会角色变化。这些均与产后抑郁症的发生密切相关。"

"这么回事啊，那我应该怎么办呢？"小邹追问。

"产后抑郁通常在产后六周左右发生，可在三至六个月自行消除，严重者也可持续一年至两年。咱们先填表摸个底，我给你开一些抗抑郁的药物，药物治疗是一方面，条件允许的话最好结合心理治疗，做一些心理咨询，双管齐下效果最好。"我向小邹建议道。

小邹点了点头，我让李护士带着小邹去做量表评测，并让走廊外的小葛进来。

4

我："小邹的情况我都了解了，我给她开了一些药，建议有条件的话带她去做一下心理咨询。"

小葛："我知道了。"

我："还有一个情况，就是需要做你父母的工作，将小邹的情况告知他们，小邹现在的心理很脆弱，公公婆婆一定要多体谅她。"

小葛一番思索后，坚定道："他们老一辈的思想太固化了，不一定说得通，说通了也不一定做得好。我干脆让他们回老家吧，偶尔过来看看，我再请个月嫂来照顾我媳妇。"

"也行，你自己处理好吧。还有，那什么……"我犹豫了一下，不知道合不合适说。

"还有什么吗？您直说就是。"小葛说。

"好吧，以后少喝点酒，别再伤害她了。"我说。

小葛的右手捻着左手手腕上的一串珠子，缓缓说道："医生，不管您信不信，我没有出轨。"

"嗯？"我有点纳闷。

"那一夜，我喝了酒，但没有醉，我清楚地知道那一夜我做了什么，遇到了哪些人，说了哪些话。在医院检查出艾滋病感染之后，我去过那家酒吧查看监控，那晚和陌生人进厕所的是……她。"

我愣住了，一时竟不知道该说些什么。

"我知道真相说出来，对她意味着什么，所以我选择自己背负这份罪责。这事儿我没跟任何人说过，您是第一个，说出来感觉轻松了好多。"小葛坦言。

"她知道吗？"我问。

"这不重要，重要的是，我爱她，她也爱我。"小葛说。

5

拿了药，小邹和小葛走了。

李护士回来继续整理档案，没好气地说道："她老公真是个渣男，这种男的就该千刀万剐，五马分尸，下十八层地狱。"

"你怎么确定就是他做错了事呢？"

"肯定啊，不然他怎么不反驳呢？"

我脑子里突然闪现小葛手捻珠子的动作，并且想起了一句话："度人如度己，度己亦度人。"

老郝说

产后抑郁症困扰着很多新妈妈，她们会在分娩后的一年内体验到抑郁的情绪，有的妈妈会烦躁不安，很有攻击性；有的妈妈会冲着自己的宝宝尖叫，甚至在冲动之下做出伤害宝宝的行为；还有的妈妈打心眼儿里希望自己没有生下这个宝宝，能够回到原来的生活。产后抑郁症除了对妈妈有所伤害，还会对宝宝产生负面影响。心理学家认为，新生儿对抚养者，特别是母亲的情绪变化非常敏感，他们会因为妈妈情绪低落而变得更爱哭闹，长大后也更容易出现人格问题。

如果新妈妈有以下情况，会更容易产生产后抑郁的问题；第一，新妈妈有过抑郁发作的经历，或者家族成员中有抑郁症患者。第二，缺少亲人陪伴，或者与家人关系不好。第三，新妈妈具有完美主义倾向。因此，丈夫应该在生活中多为妻子提供心理上的支持，多倾听，并且帮助妻子做家务，照顾宝宝。

被焦虑绑架的人

1

又到了医院一年一度的年终总结大会，院长早早叫人把会议室打扫干净，拉上横幅。中午12点，大家准时到达参会地点，个个身着正装，精神抖擞。

大会的内容主要就是领导发言、总结全年工作、展望未来。

"下面是大会的最后一项内容，给优秀员工颁奖。"院长话音刚落，底下就开始嘈杂起来，纷纷在猜测花落谁家。

当然，医院的大会并不像演艺圈颁奖典礼那般吊人胃口，院长很快就揭开了谜底。他说："获得今年优秀员工的是后勤中心主任——严乔，请严主任上台领奖。"

现场爆发出雷鸣般的掌声。

"严乔同志对待工作兢兢业业，任劳任怨，这么多年来一直在后勤的岗位上默默奉献，长期受到患者和家属的表扬，这些都是大家有目共睹的，这个优秀员工奖颁给他也是实至名归。奖品是三天度假外加奖金2000元，希望大家向老严学习，在平凡的岗位上做出不平凡的事。下面有请老严上台领奖，大家鼓掌。"

"老严，领奖了，快上去。"

"对啊，愣着干吗，快去。"

"请吃饭，请吃饭。"

老严在大家的玩笑声中走向颁奖台，拿着话筒的手还有些颤抖。

"不好意思，我有点紧张，你们知道我这个人不太会讲话。感谢医院颁给我优秀员工奖，我只是做了一些本职工作，我知道自己在工作中还有很多不足的地方，但我会继续加油，不辜负大家对我的期望。前段时间我因为焦虑症，脾气很大，又容易发火，和同事也产生了很多矛盾，我先给大家道个歉，感谢大家包容了我。最后我尤其要感谢郝医生，因为是他发现了我的症状并且带我走出了焦虑症，真的感谢。再次感谢大家，谢谢！"

大家的目光纷纷向我投来，弄得我还有点不好意思。

2

三个月前。

午饭时间，大家来到食堂吃饭。包护士和几个小护士围坐一团议论起来。

"你们看通知了吗，说是又要评优秀员工啦！"

"看到了，这次福利不错啊，有三天度假，外加 2000 块钱，大家要加把劲哟。"

"三天假期啊，我好想出去玩。"

"我，我，我。为了度假，我要更加努力工作，万一砸中我了呢。"

"白日做梦。"

"好啦好啦，我们先来说点正经的，你们说这次谁会是优秀员工呢？"

"不知道，反正是投票产生的，肯定没我的份儿。"

"这个就得看人缘了，跟选秀节目一样。"

"热门人选应该是郝医生、老严、老周、老陈，还有李护士，他们几个人缘都挺好的。"小护士们你一言我一语地议论着。

老周、李护士、老陈和我打好饭，端着盘子在一旁坐下，也加入了讨论的队伍。老周边吃边说："投票嘛，随意投就行了，但要是大家实在想不出来投谁的话，投给我，我也是不介意的。"

"又开始扯犊子了。"包护士不屑地说。

"投我，我也不介意哦。"李护士笑嘻嘻地补充了一句。

"这就开始拉票啦，那我也得说几句，其实我拿不拿奖无所谓，大家心里有杆秤，医院里谁值班最多？还不是我喽，大家有目共睹，看着办吧。"老陈话里有话，暗地里给自己拉票。

"拉什么票，烦不烦。"老严站起来留下一句话就走开了，留下一群人傻愣住。

"老严这是怎么啦？"

"对啊，他以前不这样的，以前说话特别和气。"

"算了，不管啦，散了散了。"

大家议论几句后，便没再讨论了。

3

为了争取这个优秀员工奖，大家都铆足了干劲。老周晚上下了班还会散步到医院给值班的医生、护士带消夜。

"老周，今天送的又是啥啊？"同事调侃道。

"送温暖，爱心烧烤。"

"太棒了。"

"别光夸，吃了记得给我投票。"

"行，放心，肯定投你。"

老周送消夜拉票的事传到了老陈和李护士的耳朵里，老陈星期五一大早就集合了同事。

"我朋友开了一个农家乐，跟我去，全场六折。明天我请大家去玩玩，过个周末，都有时间吗？"

"有，你都发话了，哪儿能没时间。"

"那就都来，把孩子带上，那边可以钓鱼、捉蝌蚪，可有意思了。"老陈说道。

"行嘞，这次你可要破费了。"

"说什么呢？大家同事一场，我也需要你们多多关照啊。"老陈挤眉弄眼地说道。

"知道啦！"大家听到能免费出去玩都很兴奋，答应得十分爽快。

李护士在旁边默不作声。

包护士叹气道："啊，我周末值班去不了，好可惜。"

"我周末要背题，我帮你值班吧，你去玩。"李护士笑着说道。

包护士高兴得都快飞起来了，拉着李护士的手说："真的？太感谢你了，你真是咱们的知心姐姐，优秀员工我第一个投你。"

一群护士跟着点头，眼神里都是崇敬。一旁的老陈憋了一口气，也不敢说什么，便岔开话题，说道："老严呢，老严去哪儿了？"

"不知道，刚才去办公室找他，想去报修一下我们科室的空调，结果他一拍桌子，吓我一跳，说：'你们的空调为什么老是坏，上周检查的时候都没事，这周又坏了，别人的怎么没事？'虽然说严主任以前说话也不温柔，但是他从来没拍过桌子，那么大声说话，就像是在和我吵架一样，不知道他这是怎么了。"

"不会吧，拍桌子也太夸张了，他一直都笑嘻嘻的啊，我从没见过他生气。"

"你这么说我也想起来了，上次他来给我们拿打印纸的时候，我坐在那里看医嘱，他过来我没看见，估计是因为没招呼他，他'嘭'一声就把打印纸扔桌子上，吓了我一跳。"

"他们几个都在拉票，他不拉票就算了，还冲同事发火，估计这次优秀员工没他的戏。"

"还有一次，我看见……"

八卦这种事情，聊起来很难收场，针对老严的"恶行"，大家头脑风暴起来。

4

午饭时间，李大厨说今天做了糖醋排骨，我约了老周早点去食堂。

"老郝，今天这个排骨有点咸……"老周这边话还没说完，食堂窗口那儿就闹了起来。

原来是老严和李大厨吵起来了。

"你看看你今天做的是什么，这么咸，盐不要钱吗？"老严端着一盘糖醋排骨，在窗口对李大厨吼道。

"盐巴没拿捏准，我下次一定注意。"李大厨尝了尝排骨，知道自己理亏，态度倒也端正。

"注意什么注意，盐吃多了对身体不好的，你不知道吗？每次做菜不是咸了就是淡了，不是甜了就是酸了，你到底会不会做？不会做我来做。"说着就把盘子里的排骨全部倒到垃圾桶里。

"你倒了干啥，咸了你拿汤涮涮，就着饭也能吃，倒了多浪费，至于吗？"李大厨质问道。

"我浪费怎么了，总比吃坏肠胃，得癌症好吧。"老严说完连盘子都摔了。

"就这次放多了一点盐，怎么就得癌症了，你嘴里还有没有好话？"李大厨非常不满。

"你这是在危害大家的身体，难怪我最近心慌，就是因为你每天放这么多盐。"老严说。

"你放屁。"李大厨冒了粗话。

"说谁呢？你才放……"老严话还没说完突然面色苍白，浑身发抖，两只手抓着胸口，发出"嗯，嗯"的喘息声。

"就说你了，你以为你是谁啊？狗嘴里吐不出象牙。"李大厨正在气头上，说话更加难听了。

我正准备上前看看老严，他似乎缓过气来了，手抖动着，头上也开始冒冷汗。他指着李大厨，想要说什么却没说出来。

李大厨见状说道："说不过我就装病，看你那点出息。"

"你才有病，你全家都有病，我身体好得很……"话说一半，老严一下子顺着墙瘫了下去，头上大颗大颗地冒汗。

大伙见状都慌了，我立马冲上去扶起老严，老严在桌子上趴了会儿便睁开眼，说道："我没事，我没事。"

"你们看看这是啥意思，装病还装上瘾了，要不要我给你叫辆救护车啊？"李大厨还在火上浇油地说着。

老严跟跟跄跄地站起来，上前抓起李大厨的衣领就准备干仗。我上去拉开了老严，老周把李大厨也拉开了。

"咋回事，咋就要动起手来呢，不就是排骨有点咸了嘛，下次注意就行了。"老周在旁边打着圆场，好不容易劝住了，包护士扶着老严，转身走出了食堂。

"最近老严真的脾气好差，天天都能听见他大吼大叫，特别容易生气，一点小事都能说上半天。"

"对啊，让人摸不着头脑。"几个护士议论道。

"郝医生，你可看到了啊，今天完全是他挑事儿。我都道歉了，他还不依不饶的，还想动手打人。就他这样还想当优秀员工，不被开除就算走运了。"李大厨边整理衣领边说道。

"老严最近是不是老跟人发火？"我问。

"对啊，一会儿说盐多了，一会儿说这个菜不能吃，那个菜也不能吃。"李大厨说。

一旁的护士也说道："还真是，他最近经常在办公室里走来走去，唉声叹气的，有时候坐在椅子上发呆，手脚哆嗦，直冒冷汗，看起来像是被鬼吓到了，看到了脏东西。"

李大厨训斥道："什么脏东西，有没有点科学精神？那不是脏东西。"

"那是什么？"

"是灵异事件。"

"切！"护士们朝李大厨翻了个白眼。

同事们还在议论着最近老严的变化，他应该是身体有恙，我想着下了班找他聊聊。

5

下了班，我叫上李大厨一起和老严吃饭，天天抬头不见低头见的，为了点小事，没必要闹僵。

我们提前在医院门口等着，不一会儿，老严出来了。

"老严，一起去吃个晚饭呗。公园路新开的那家油泼面还不错，咱们去尝尝，我请客。"

老严看了眼李大厨，扭头说："我才不和他吃饭。"

我拉了拉李大厨的袖子，他整理了一下表情，将手臂搭在老严的肩膀上，笑嘻嘻地说："咋回事啊老严，不就吵了吵嘴嘛，都是江湖儿女，别放在心上。中午我有冒犯的地方，请多担待。"

老严也不好拒绝，就和我们一起朝面馆走去。

坐下后，我们一人叫了二两油泼面，李大厨要了一头蒜。我边剥蒜边说道："老严，你平日里挺温和的啊，怎么最近老对人发脾气啊？得罪的同事可不少，尤其是那些小护士，委屈得很哦。"

"你是不知道这个盐吃多了真的对身体不好，专家不是说了吗，会减短寿命的。你说我这一家老小的，还不得好好保养着身体吗？"老严说。

"不就这一次嘛，我又没有顿顿盐都放多了。"李大厨嘟囔着。

"你还好意思说呢，厨师就要做好自己的本职工作，最重要的是什么，是口味，你放多了盐就是不负责。"老严的火气又上来了。

"这咋就叫不负责呢？就你负责，你行你上。"李大厨也开始生气了。

老严没接话，双手捂着脸，像喘不过气，脸憋得通红，全身颤抖，右手紧紧地按着自己的心脏。过了十多分钟才缓过来，他喘着粗气，像什么都没发生一样。

"你这是咋了？"我问。

"我也不知道，最近老这样，偶尔会特别烦躁，看见什么都很烦。

坐也不是，站也不是，那是一种让人极其恐惧的濒死感，来的时候很难受。"老严边擦汗边说道。

我："听说你之前去医院看病了，是真的吗？"

老严："对啊，吃东西也没有胃口，头痛眩晕，胸闷气短，我以为是老年病，就去看了医生。"

我："医生咋说？"

老严："医生说我休息不够，压力大，让我回家调整。"

我："你咋不在咱们医院看呢？"

老严："这不是不好意思嘛。"

我："具体有什么症状，你能不能说说？"

老严："有一次我在整理资料，突然感觉喘不过气，好像有人掐着我的脖子，心跳特别快，感觉心要跳出来了，特别慌，又想呕吐，可是吐不出来，而且头很昏，胸闷到无法呼吸。感觉很不真实，但是又确实发生着，我仿佛觉得自己快要死掉了，又好像是已经死掉了，脑子里一片空白，各种毫无关联的想法和画面高速闪过。那是一种突如其来的惊恐体验，有强烈的窒息感、濒死感和精神失控感，那种仿佛置身于末日深渊的惊恐和无助，想起来就觉得可怕。"

我："这种情况，后面出现过吗？"

老严："嗯，每次都是在很短时间内就好了，但是最近发作得越来越频繁，而且最近我很容易动怒，跟谁说不上几句话就会急眼，我也想控制，可就是控制不了。"

我："那你有没有头痛、胃痛、肠胃不适、尿频这些症状？"

老严："有，有，就是这样。郝医生，我这是咋了啊？"

我："从症状来看，应该是焦虑症。"

"啥是焦虑症啊？"李大厨提问。

我："其实焦虑症呢，是神经症这一大类里面最常见的一种，从字面上的意思来说就是情绪特别焦虑，无来由地过度担心、害怕、紧张，还有一些自主神经功能失调的症状，比如坐立不安、出汗、心慌心悸、尿频等。而这些持续的焦虑会让你的身体也出现一些问题，比如食欲不振、失眠等。"

"为什么发病过一会儿又好了呢？"李大厨继续问道。

"焦虑症可分为急性和慢性，急性焦虑又称惊恐发作，就像老严刚才那样，突然发生强烈不适，可有胸闷、透不过气来的感觉。还有心悸、濒死感、要发疯感或者失去控制的感觉，症状一般持续几分钟到几小时不等。慢性焦虑又称广泛性焦虑，是焦虑症最常见的表现形式，患者长期感到紧张不安，与人交往时感到紧张、急切，遇到突发事件惊慌失措，极易往坏处想。患者惶惶不可终日，且并非由于客观存在的实际威胁才产生这种感觉，而是一种主观过虑。"

"那我为什么会有焦虑症呢？"老严说。

"焦虑症产生的原因尚不明确，有很多因素都会引起焦虑症的产生，比如一些身体疾病得不到改善，或者是对自己的认知过低，认为不好的事情会发生在自己身上，或者是过大的精神压力或一些精神刺激得不到宣泄。除此之外，还有遗传因素，可能你的哪位家庭成员患有焦虑症，这些都有可能引起焦虑症的产生。"

"那我该怎么办呢？"老严问。

"医生一般会采用药物治疗和心理治疗同时进行的方法，而且它的治疗效果较好，预后也较好，所以不用担心。如果不及时治疗，情绪会影响机体，所以如果焦虑症长期得不到治疗会导致患者的生活质量下降，睡眠障碍也会让人的免疫力下降，从而使机体患癌的可能性增加。此外，长期过度焦虑会使患者抑郁情绪增长，反正就是一句话：早发现早治疗。"

"有病就得赶紧治，快快快，现在你就回医院。"李大厨拉着老严，说，"老严，不好意思啊，开始我还说你是装病来着，实在不好意思，你别介意。"

"这有啥，你也不知道我是生病了，不过盐吃多了真的不好。"

"嘿！我说你还想找碴儿是不……"

6

老严的治疗效果很好，工作也像往常一样尽心尽力，待人谦和热情，得到了大家的高度赞扬。

夜里，老周依旧提着消夜来到值班医生办公室。

"吃消夜啦，同志们。"老周说。

"不吃了，不吃了，老周你拿走吧。"包护士没好气地说道。

"这是咋的了，咋连消夜都不吃了？"老周问。

"还好意思说呢，每次吃完你买的消夜，我都拉肚子。"包护士愤愤地说。

"就是就是，老周你都在哪儿买的啊？我吃了也不舒服，拉了好几天了。"

"我就在隔壁那条街买的啊，十块钱这么多呢。"老周回答道。

"那条街的消夜好多用的是地沟油，你还是留着自己吃吧。"

"我也不吃。"

"对啊，拿走吧。"大家纷纷表态。

老周只得灰溜溜地走了，再没送过消夜。

老陈又组织聚会，但是去的人很少，上次吃完饭，老陈约大家打牌，他逢赌必赢，赢了好几百，他就算出了饭钱也还赚了一些，大家再也不敢和他聚餐了。

李护士这边也进展得不顺利，每次帮人值班都打瞌睡，被院长抓到过好几次，同事的奖金也被扣得差不多了。

剩下的热门人选就只有我和老严，我主动放弃了。

7

在大家热烈的鼓掌声中，老严领完奖走下了台。院长也宣布散会。老周悄悄走到院长面前。

"院长，我有话要说。"

"怎么了，老周。"

"其实，我也不想说的，但是我觉得做人应该诚实，尤其是对领导。"

"你到底要说什么？"

"其实我也一直带病坚持工作，能不能也给我评个优秀员工。"

"你生了啥病？"

"我有社交恐惧症，天天不敢出门，不敢去逛商场，还不敢下馆子，每天的心思都花在工作上，在医院默默无闻地奉献着。"

"放屁，我看你就是穷。"

"……"

老郝说

现代生活中，几乎每个人都有过焦虑的体验，适度的焦虑可以帮助人们集中注意力，更高效地解决当下的问题。然而，一旦焦虑过了头，就会变成负担。当某人持续出现焦虑的情绪，就有可能患上焦虑症，这种障碍既会对个体的正常生活产生影响，还会引起躯体症状。当个体焦虑发作时，会感到非常不安，难以集中注意力，觉得疲惫，易激惹，陷入失眠的困扰。有的患者无法安静地坐着，会来回走动、搓手，对外界保持高度警戒的状态。

具有焦虑症的个体很容易将模棱两可的事情当作危机的先兆，想象成糟糕至极的状况。对于有焦虑症的人来说，可以学习一些应对焦虑的方法，比如将注意力放在外界事物上，可以试试专心做运动、和朋友一起逛商场和做清洁工作等。严重者最好寻求专业人士的帮助，他们会通过认知行为疗法等对来访者进行高效的帮助。

我的朋友叫邦德（一）

1

下班回家，我来到菜市场，计划买些五花肉和青椒，回家做个回锅肉。赶上老板收摊，剩下的蔬菜都打折，我从菜堆里精挑细选，就想着从便宜货里选几个品相好的洋葱以及便于存放的土豆。

满载而归，我在回家的路上路过广场时看到有人推车卖烤红薯，可把我馋得，口水立马止不住了。我打小就好这口，小时候拿这个当饭吃，天天吃，顿顿吃，吃到看到红薯就想吐。现在久了没吃，还挺想念那个味道，每次看到烤红薯都会流口水。

我将选好的烤红薯递给老板，老板动作麻利，上秤装袋三两下便搞定了。我结完账转身便走，却将手机遗落在推车上，走了没几步，老板拿起手机大喊一声："哎！你手机掉了。"

我站住摸了摸裤兜，确定手机不在身上后迅速转身回去拿。

"不好意思，谢谢，谢谢。"

"没关系。"

我们俩一对视，我发现他很眼熟，却想不起在哪里见过。他似乎也认出了我，欲言又止，然后推着摊车走了。

回到家，吃过饭收拾好厨房，我来到书房整理书柜，发现角落里有一本很久以前的日记本，纸张已经泛黄了，字迹倒还清晰，塑料封面上还有清晰的牙印。我随手翻了一下，两个熟悉的名字映入眼帘：苏羽、邦德。

日记本的主人叫费米，我突然脑子里闪过一个熟悉的面孔，对，就是他，今天遇到的那个卖红薯的人就是他。

我翻着日记本，思绪渐渐回到了 30 年前那段尘封的岁月。

2

时间：30 年前。

人物：马主任，我的办公室主任，喜欢骑车，没事儿就骑两圈，经常喊我给他带儿子，他儿子最喜欢骑我，没事儿就骑我两圈。

苏羽，马主任给我介绍的对象，在麻纺厂上班，相处一段时间后我提出还是做普通朋友吧，她说我们本来就是普通朋友啊。

姑妈，苏羽的姑妈，冬天穿貂的大户。苏羽下班后住姑妈家。

刘婶，食堂掌勺大姐，老公是个酒鬼，孩子送人换了钱，老公除夕夜喝多了，掉冰窟窿里没了。

宠物：邦德，准确地说是我朋友，土黄色田园犬。对它来说，"汪"代表"是"，"呜"代表"不是"。

花花，邦德的对象，苏羽姑妈的宝贝小花狗，狗中贵族，和邦德一夜情之后诞下一只奶狗。

和苏羽已经三个月没有通信了，准确地说，是她两个月没有给我回信了。我每天都去收发室翻信箱，可惜都无功而返。我仔细琢磨过这个事儿，也许是信被邮递员投错了，也许是她没有纸、笔、邮票了，也许是她手受伤了写不了信，也许是她被人绑架了，也许是她另有新欢了。

不对，我也不是她对象，人家就算有了男朋友，也不是另有新欢。

我一直觉得，写信有来有回就应该写进宪法，单方面不回信的怎么说也得判五年以上吧。

周六，我照例帮助主任值班。下午 6 点去食堂，打了一份煮白菜，刘婶见我最近都没咋沾油水，便偷偷摸摸地给了我一根用牛皮纸裹着的腊排。

刘婶:"小郝,别就知道攒钱,多吃肉,多吃盐,才有劲儿,你看,小伙子瘦得跟猴似的。"

我:"谢谢婶儿,我得攒钱娶媳妇呢,管住嘴才能存住钱。"

刘婶:"马主任不是给你介绍了吗?"

我:"我嘴笨,姑娘没看上。"

刘婶:"嘴笨怎么了,油腔滑调的才不靠谱呢,别跟街上穿喇叭裤、戴墨镜的坏小子学,你这样挺好。对了,我远房亲戚有一侄女,小姑娘长得可俊俏了,心灵手巧,在供销社工作,赶明儿我介绍你们认识一下。"刘婶说完便抿嘴直笑,也不知道是真的还是闹着玩儿。

我:"供销社多好的条件,人家指定看不上我。"

刘婶:"瞎说,你也不丑,就是头发少了点,肯定是工作累的。这马主任也真是的,老让你替他值班,值班累到了,肯定掉头发啊。柿子都挑软的捏,这羊毛也不能总逮你一只薅啊。太讨厌他了,别让我碰见他,否则休想有好果子吃。"

"小郝,今天辛苦啦。"马主任突然出现在面前,一身酒气,估计刚刚应酬完。

"马主任,您怎么又喝大了啊,我这就给您熬点醒酒汤。"刘婶立马笑脸迎上,说完示意我藏好腊排。

"还是刘婶懂我,每次喝多了都惦记着你这口,哈哈。"马主任看着刘婶在厨房忙活,转身对我说道,"小郝,给你介绍的姑娘谈得怎么样了?"

我:"不好意思,主任,我……"

马主任:"你啊,要自信一点,你说你小伙子工作能力突出,人也踏实能干,长得也说得过去,反正处对象啊,就是要脸皮厚,脸皮厚,吃得够。"

我:"主任,我俩可能不太合适。"

马主任:"没事,现在都讲究自由恋爱,不是包办婚姻。不过啊,话说回来，你也得多争取，多好的姑娘啊。我还不了解你，你就是不会表露。"

刘婶端了一碗醒酒汤出来，招呼道："主任，您的汤好了。"

主任转身向餐桌走去，边走边回头对我说："多争取，知道吗？这也是工作，哈哈。"

"我……我……知道了。"我无奈地说。

3

回到家，我将腊排一刀分两段，邦德一段，我一段。它叼起腊排就跑到床底下，然后跑出来，一跃而起，从我嘴里抢了腊排。没等我反应过来，它已经钻到床底下去了。

几个月没闻肉味儿的我，立马跟着钻到床底下，摸黑抢骨头。

"邦德，你给我出来。"

"呜。"

"我已经分你一半了，做人别太过分。"

"呜。"

"对哦，你也不是人，做狗不要太过分了。"

我摸黑往床底下掏着，终于摸到一只狗腿子，我用力往外一拽，一只小黄狗摇着尾巴，瞪着水汪汪的大眼睛看着我。

"啊，哪儿来的狗？咋又带狗回来？你忘记花花了吗？"

"呜呜。"

小黄狗看着我，吊着舌头直摇尾巴。邦德从床底下出来了，也是吊着舌头直摇尾巴。

"你俩长得还挺像，邦德，它是谁？"

邦德不说话，舔了舔小黄狗的毛发。

"不会是你儿子吧？"

"汪汪汪。"

"还真是啊，你居然在外面乱搞，还有私生子，你对得起花花吗？"

"呜呜呜。"

"那这狗子是哪儿来的？不会是你和花花的孩子吧？"

"汪汪汪。"

"这小黄狗应该在苏羽的姑妈家，怎么跑出来了？是不是你拐走的？"

"呜。"

"自己跑出来的？"

"汪。"

"那咱们还是将它送回去吧，不然花花肯定伤心死了。"

"呜。"

"咱这条件，养自己都困难，就别养你的孩子了，把它送回去也是为了它好。"

邦德看着小黄狗，舔了一下它的毛发，不说话。

"你们先把这两块腊排吃了吧，天也黑了，你们休息一晚，明天中午再送回去。"

"汪汪汪。"

邦德摇着尾巴，和小黄狗开心地啃起骨头来。

4

第二天中午，艳阳高照。我穿戴整齐，特意穿了一件新的白衬衣，这是上次在主任家带小孩，主任送给我的。主任身材很胖，我偏瘦，撑不起这件衬衣，便把衬衣下摆扎进裤子里，风吹过来像一张风帆。

我来到苏羽姑妈家门外，大门开着，透过大门能够看到保姆正在打扫卫生。

我蹲下对着邦德说："到了，送进去吧。"

邦德极不情愿，低着头不说话。小黄狗用头蹭着邦德的肚子，邦德趴下来，小黄狗顺势倒在它身上腻歪起来。

我知道邦德舍不得，也不好催促，便坐在街对面的椅子上等着。

不一会儿，苏羽急匆匆地往姑妈家走，我原本想上去打招呼，还没迈开步子，她已经进屋子了。

我又坐回了椅子，静静地等着邦德。半小时后，我实在没有耐心了，便对邦德说："把小黄狗送进去吧，兴许我还能看到……"

话没说完，一个穿着时髦的男人指着小黄狗说道："这不是苏羽姑妈家的小黄狗吗？"

他戴着一副蛤蟆墨镜，穿着花衬衣和牛仔喇叭裤，脚上一双大头鞋亮得直晃眼，一头乌黑的鬈发，三米开外都能闻到发蜡的味道。

"是的，它自己跑出来的，我们正准备送回去，你怎么知道这是她姑妈的狗啊？你认识苏羽？"我问道。

"认识，岂止认识，她家啥事儿我不知道啊，我们的关系……嘻嘻。"他捂着嘴，不知道在乐什么。

"你们……什么关系？"我问。

"她是我女朋友。"他说道。

"女……女朋友？"我惊讶地说。

邦德和我都瞪大眼睛，直愣愣地盯着他。

5

眼前这个男人问我："兄弟怎么称呼？"

我："我叫郝文才，你呢？"

男人："我叫费米。"

我："费米悖论，你们父母一定是知识分子，希望你长大后探索外星文明，好名字。"

费米："错！我妈怀我的时候特别能吃，一个人能吃三个人的口粮，老费家全家人勒着裤腰带才让我勉强活了下来，所以给我取名叫费米。"

我："哦，你和苏羽怎么认识的呢？"

费米："我俩是三个月前在图书馆认识的。我记得特别清楚，那天她扎了两条麻花辫，穿着蓝色的碎花连衣裙，站在外国文学的书架下，拿着一本《傲慢与偏见》。她清澈的双眸，乌黑的秀发，迷人的曲线，吹弹可破的肌肤，深深地吸引了我。我没有打扰她，只是安静地看着。后来，她将书放进书架，看了我一眼，并对我微微一笑，那一刻我就知道，爱情来了。"

我："后来呢？"

费米："我每天都去图书馆等她，终于在三天后再次遇到了她。那天她继续阅读《傲慢与偏见》，穿了一件白衬衣，搭配浅蓝色的背带裤，扎了一个大马尾。这次我决定主动出击，追求自己的幸福，看准时机，便主动走上前去和她打招呼。"

我："你怎么说的，能不能教教我？"

费米："我也拿了一本外国经典名著《牛虻》，问她能不能和我交换了看。"

我："她怎么说？"

费米："她笑着说可以，她没有借阅证，看完就放回去。我说把我的借阅证借给她，她说不必了，只是偶尔来看看。再后来我们就聊了一些文学，从古代到现在，从中国到欧洲。她的知识很渊博，博古通今，有很深的文学造诣，她点评文学大师和作品都很客观，能看得出她是一个有独立思想的新时代女性。我们聊了大概一个小时，相谈甚欢，临走的时候便交换了地址，然后便开始交笔友了。"

我："你好厉害，我学不会，那后来她给你回信了吗？"

费米："回了，必须回啊。有来有回，这是基本的礼仪，她是文化人，又有涵养，怎么可能不回信？"

我："那她会在什么情况下不回信啊？"

费米："什么情况？那个人肯定讨厌到家了，要量刑的话，少说也得判五年吧。"

我一时竟不知道该说些什么。邦德走了过来，"呜"一声后趴在我脚上，我知道它在安慰我，估计也只有它觉得我不讨厌。

我："你们现在发展到哪一步了？"

费米："处了这么久，我们已经相互表达了爱意，我相信她就是我要寻找的人。我准备带她去见我的父母，择日成亲，我爸妈一定很喜欢她。"

我只觉得两眼一黑，差点没晕过去。回过神后，我突然想起一件事，问道："你在这里干吗？怎么不进去？"

"毕竟我还没有见过她家长，现在进去不方便。"他摸着脑袋，笑嘻嘻地说，"一天不见她，我就浑身难受，看到了就踏实了，这就是爱情吧。对了，你有对象吗？"

我："我？没有，没人看得上我。"

费米："自信一点，喜欢就去大胆追求啊，像我一样。"

我："我……我不行。"

我们聊了好一会儿，他说要去图书馆还书，便走了。我见邦德和小黄狗玩得高兴，便没忍心拆散它们，带上邦德和小黄狗又回去了。

6

回家以后，邦德变得比以前懂事多了，主动带着小黄狗去草坪拉屎，晚上我睡着了也不来烦我。不知道是想给孩子做表率，还是没心思和我玩了。

我担心小黄狗想妈妈，便和邦德商量。

"邦德，我觉得小黄狗应该回到它妈妈身边。"

"呜。"

"你冷静点，小黄狗在咱们这里吃不好睡不好的，上次的骨头都舔出包浆了。"

"呜。"

"孩子正在长身体，需要营养，你就让它回去吧。"

"呜。"

"那这样，我们再去一次，这次让小黄狗自己选，它要是想回去，咱们谁也别拦着，要是不想回去，咱就先住着。"

"汪汪汪。"

第二天，我又带小黄狗去苏羽姑妈家门外坐着。小黄狗要是想妈妈了，就回去。我们来到街对面的椅子上坐下，看样子小黄狗是没啥心思找妈妈，和邦德在草坪上玩得特别欢。

屁股还没坐热，一只手拍在我肩膀上，我抬头一看是费米。

费米："文才，又来遛狗啊。"

我："我带小黄狗过来认认路，它要是想回去，也不至于找不到回家的路。要是不想回去，我就继续养着。"

费米："哦，这么回事。你这样也不是办法，你上班后没人照顾它俩，万一小黄狗有个三长两短，比方说生了病，被车轧了，被人吃了，多不好。"

我："也是，但它不回苏羽姑妈家啊。"

费米："我倒是有一个办法。"

我："什么办法，快说。"

费米："你把小黄狗交给我来养，反正将来我和苏羽是一家人，小黄狗随时可以回到花花身边，我自己做了点小买卖，时间充裕，也能照看小黄狗。"

我："我没啥意见，就看邦德的。"

费米："谁是邦德？"

"它。"我指着邦德说道。

邦德对着我们叫道："汪汪汪。"

费米："小黄狗去我那里为什么要它同意？"

我："因为它是小黄狗的爸爸，花花的老公。"

费米："哦，这么回事，这狗子挺厉害的，花花都泡得到。苏羽姑妈可疼爱花花了，狗吃的比我还好，平时都大门不出二门不迈的。

居然被你给搞定了，佩服佩服。"

"汪汪汪。"

"没事儿，咱们以后就是一家人了，等我进了苏家，一定将你和小黄狗带进去。"费米承诺道。

"汪汪汪。"

"不过我要带走小黄狗，你同意吗？"费米问。

"呜呜呜。"

"那咋办？"我问道。

"有了，邦德也跟我走吧，这样邦德安心了，小黄狗也能回家，你也不用操心了，皆大欢喜嘛。"费米提议道。

这一幕在半年前发生过，当时邦德为了救花花，跟烟屎牙走了。现在历史又重演，选择权还是在邦德手上。

我站了起来，费米在我对面，邦德在中间。我对邦德说："邦德，你自己选吧。"

邦德看了看小黄，再看了看我，低着头，卧在了费米的脚背上。

费米喜出望外，蹲下去摸着邦德和小黄狗的头说："对嘛，识时务狗为俊杰。"然后起身对我说："那我就先回去了，还得给它俩铺床呢，就不陪你了哦。"

目送费米和两只狗离开后，我坐在椅子上沉默了好久，这种感受和上一次不一样，上次邦德选择烟屎牙时，我特别伤心，觉得自己被抛弃了。这次我很坦然，我尊重邦德的选择，它选得对，这样对大家都好。

7

从那以后，我再没去过苏羽家对面，其实我也想去看看苏羽，可是小黄狗不在，找不到理由。

那段时间，我每天都加班到很晚，还主动提出帮主任值班，这样至少我感觉还有人需要我，我还能做点事，不至于回家孤零零地躺着，连个狗叫都听不到。

两周后，我下班后赶紧往家走，路上一直摸着兜里刘婶给的小块酱肉，手指有油的感觉真好。我寻思着今晚终于能吃顿大餐了，可高兴不过一秒，紧接着我脑海里又冒出一个念头：要是邦德在，它该多高兴。

我到了家门口，看到两只狗蹲在地上，走近一看，是邦德和小黄狗。"你们爷俩回来得真是时候。"我高兴极了，挠了挠狗头，摸出钥匙打开房门。

我拿出酱肉，一切为三，丢给邦德和小黄狗各一块，另一块我一口塞进嘴里，得早点吃进去，不然邦德又要来抢了。

邦德并没有吃，回到门外，叼进来一个本子给我。

"这是什么？"我接过本子，打开第一页，上面写着"费米日记"四个字。我将本子往桌子上一摔，训斥道："这是费米的日记本，你偷人东西干吗？赶紧还回去。"

"呜呜呜。"

"我以前怎么教你的？穷要穷得有志气，不能拿人家的东西，你都忘了吗？"

"呜呜呜。"

邦德将腿搭在桌子上，叼起日记本递到我手上。我接过日记本，说："什么意思，你是要我看费米的日记？"

"汪汪汪。"

"我才不干这种事呢，你赶紧还回去吧。"

"呜呜呜。"邦德见我不愿意看，便用嘴将本子打开，对着我"汪汪汪"一阵叫。

我了解邦德，它平时不这样，会不会有什么隐情。带着疑问，我打开了日记本。

我的朋友叫邦德（二）

1

我翻开费米的日记本，前面的内容都是记录生活中的琐碎事情，就在我准备合上日记本时，无意中翻到了 2 月 15 日，往后的内容深深地震撼到了我。

2 月 15 日　　　　晴

今天我在图书馆遇到了一个姑娘，她扎了两条麻花辫，穿着蓝色的碎花连衣裙，好漂亮，好漂亮，娴静犹如花照水，行动好比风扶柳。我第一眼就被她深深地吸引住了，可惜今天没有跟她打招呼她就走了，我一直没谈对象，单身这么多年，就是在等她的出现，今天总算遇到了。我决定明天开始，每天都去图书馆等她，再次看到她，我一定要跟她说话。爱情来了，就一定要勇敢地抓住，否则，错过就是一辈子。

2 月 18 日　　　　晴

功夫不负有心人，今天我终于等到她了。她穿了一件白衬衣，搭配浅蓝色的背带裤，扎了马尾，太好看了。回眸一笑百媚生，六宫粉黛无颜色。我要争取自己的幸福，主动跟她搭讪了。当时的我一点都不紧张，内心前所未有地自信和强大。我也很纳闷，仔细一想，这大概就是爱情的力量吧。虽然她没有理我，不过我能感觉到，她看我的眼神充满爱意，我喜欢她那种欲言又止的矜持。她离开的时候走得很慢，一定是在等我追上去，我当时怎么就没想到呢，她一定是在考验我。放心吧，姑娘，我一定会经受住考验的。

2 月 23 日　　　　　晴

好开心，今天再次遇到她了。我告诉自己，应该更加主动，更加勇敢，不能在爱情来临的时候退缩。这次搭讪很成功，她问我是谁，要干吗。怪我太笨，之前准备好的台词一句都没用上，傻乎乎的不知道自己在说些什么。虽然我们聊得很短，但回想起来，她问的问题却很有深意，她是想走进我的内心，看到一个真实的我，思我所思，想我所想，我当时怎么就没理解到呢。她表面看起来也很冷漠，但我能感受到她内心的热情，就像冬日里的火焰一样温暖着我，她在继续考验我。

2 月 25 日　　　　　晴

今天再次遇到了她，但我没有打招呼了，爱情就是一场战斗，知己知彼，百战不殆，我要做好充分的准备，这样她才会对我敞开心扉。今天一整天我都跟在她身后，做一个默默无闻的护花使者。我在他们工厂的黑板报上看到了她被表彰为优秀员工，知道了她的名字，家住哪里，家里有哪些人，喜欢逛哪条街，喜欢吃什么东西。我要靠近她的生活，继续了解她的一切，感受她的喜怒哀乐，走进她的内心，经受住她的考验。我来了，苏羽。

3 月 26 日　　　　　阴

观察了一个月，我相信这个世界上没人比我更了解苏羽，我把我想说的话写信告诉了她，虽然她没有回信，但我相信她能够感受到我的真心。前几天，我在图书馆跟她打招呼了，她让我不要跟着她。说这话的时候，她的眼神里都是委屈和不舍，我知道她这是在考验我，希望我有恒心和毅力，不要知难而退。她这是在暗示我，要勇敢一点。她真的很有爱心，每天回家都逗姑妈家的小花狗和小黄狗，喜欢宠物的人一定是善良的天使。我爱你，苏羽。

4 月 10 日　　　　　阴

今天我领养了两条狗，小黄狗是苏羽家花花的崽子，另一只是小狗的爸爸。我会好好地待它们，给它们吃好的，用好的。因为苏羽也喜欢小黄狗，爱她，就要爱她的全部。我都能想象得到，我把这两条狗放在她面前时她高兴的样子。我本打算在图书馆里告诉她这个好消息，可我还没开口，她就转身走了。我知道，她是故意给我脸色看，看我会不会知难而退。不管她做什么，我都能感受到她的柔情，这种柔情是茁壮成长的爱情树，我会珍惜的。不经历风雨，怎能见彩虹。相信我，苏羽。

4 月 24 日　　　　雨

今天我在苏羽下班的路上等到了她，主动表白了，我以为将爱说出口很难，事实却是这样简单。因为喜欢一个人，你会奋不顾身。站在她面前，我能感受到她的呼吸和心跳，和她身上淡淡的香味，这是心灵感应，也是爱情的传递。苏羽说我有病，她表现出生气的样子，但她并没有转身就走，而是和我讲道理，她那些精心编造的理由真是幼稚得可爱，我知道她这是在考验我，或者说想和我多待一会儿。我确实有病，我爱她爱得无可救药。我病了，苏羽。

4 月 25 日　　　　雨

我想了一晚上，昨天苏羽的表现是什么意思？终于让我想明白了，她肯定是觉得我没有诚意，每次都是说说而已，没有一点实际行动。婚姻是终身大事，她怎么会这么轻易地接受我的表白。当我站在她的角度时，我终于知道她想要什么了，她想要一个名分，这才是真正的安全感。明天她下班，我就带她去见我的父母，让她感受到我的诚意。跟我走，苏羽。

日记到这里就没了，每篇结尾都是苏羽的素描，原来费米一直在骗我，他根本就是一厢情愿。

今天就是 4 月 26 日，苏羽是晚上 7 点下班，我一看时间，已经6 点 50 分了。

"糟糕，苏羽有危险。"我放下本子，奔着麻纺厂就冲了过去，邦德对着小黄狗"汪汪汪"叫，然后带着小黄狗也紧跟着我跑出来。

我一路冲刺，到麻纺厂时她已经下班了，我沿着苏羽回家的方向一路追过去，在三公里外的小树林边听到有人呼救："救命！救命！快放开我！"

"是苏羽的声音，邦德，快！"我冲着邦德大声说道。

邦德、小黄狗和我冲进小树林，只见费米正在用麻布堵苏羽的嘴，旁边是绳子和麻袋。

我一把掀开费米，将苏羽扶了起来。邦德冲上去死死咬住了他的裤子，将他拖住。费米在地上挣扎着，大吼道："苏羽，你别怕，我会保护你的。郝文才，你这个王八蛋，快放开我的苏羽，快放开。"

苏羽一把抱住我，大哭道："我好怕！我好怕！吓死我了，我以为……我以为……"

费米看到苏羽搂着我，立马怒火上头，歇斯底里道："我对你那么好，那么爱你，你却搂着别人，我要杀了你们。"说完，他挣开邦德，抄起一根大树枝，朝我打了过来。我见状立马死死搂住苏羽，转身背对着费米。我只觉后脑勺被重击了一下，脑子里嗡嗡响，瞬间感觉从后脑勺渗出一股暖流，应该是血吧。我眼前一黑，晕倒了。

2

我再次醒来，发现自己在医院里。头上裹着厚重的纱布，头痛欲裂，全身都使不上劲儿，连睁开眼睛都费力。

"你醒啦！"苏羽坐在我旁边，关切地问道。

"我怎么了？头好痛。"我说。

"你昏迷了三天，终于醒过来了，担心死我了。"苏羽说。

刘婶推门进来，手里提着暖水瓶，对我说："小郝，你醒啦！哎哟，吓死婶儿了，好些了没？"

"婶儿，你怎么也在？"我疑惑地问。

"派出所同志通知的单位，说你见义勇为，为了保护人民群众和歹徒搏斗，身负重伤。你说你也没个亲戚，主任派我来照顾你，你好好养病。放心，有婶儿在，天天给你做好吃的。"

"谢谢婶儿。"我感谢地说道。

刘婶从袋子里拿出一块新鲜的五花肉和一把镊子，笑嘻嘻地到外面夹毛去了。

我看着苏羽，说道："我只记得那天我被打晕了，后面发生了什么？你没事吧？"

"你被打晕后，费米准备继续打你，刚举棍子，邦德就冲上去咬住费米的手臂，费米疼得直叫唤，不停地用棍子打邦德。我赶紧出去叫警察，警察来的时候已经过了五分钟，这五分钟邦德愣是没松口，一直死死地咬住费米。"

"邦德没事吧？"我赶紧追问。

"左眼出血，右腿骨折。我姑妈将它送进了市里最好的宠物医院，腿能治好，但那只眼睛可能以后看不到了。"苏羽轻声说道。

我满脑子都是邦德浑身血淋淋、一瘸一拐的样子。

苏羽："文才，谢谢你！这次要不是你出手相救，我肯定再也回不来了。"

我："没关系，多亏了邦德，是它救了你。"

苏羽："嗯，怎么回事？"

我："我一个月前在你家门口遇到费米，他说他是你的男朋友，费米对你的情况了如指掌，在他口中，你们很相爱，简直是天造地设的一对。当时我想把小黄狗送回去，他就提出领养小黄狗，将来你们结婚后，就能抱着小黄狗进家门了。邦德不放心小黄狗，就一起去了费米家。费米有写日记的习惯，每天都在记录关于你的事。他绑架你的计划被邦德发现了，邦德叼着日记本来找我，我才出来找的你。"

苏羽："谁跟他相爱啊，他就是个变态，神经病。之前在图书馆，他就在偷偷看我，还冲我笑，我根本没理他。后来他主动搭讪，还要我的通信地址，我没给。我很明确地拒绝他了，我以为他会死心，没想到这个流氓居然跟踪我。上班、回家、吃饭、逛街，到处都看得到他。我开始发现事情不对劲，便再次很严正地告诉他不要跟着我，否则我就报警。他不以为意，还笑嘻嘻地说，他知道我在考验他，他一定会经受住考验，你说他是不是有病？"

我："还真有，他得的是钟情妄想症。"

苏羽："什么是钟情妄想症？"

我："钟情妄想症最早由心理学大师弗洛伊德发现并命名，是一种存在于病理基础上的歪曲信念、病态推理和判断，俗称花痴。钟情妄想常源于病人对爱情的错误感知，病人对于自己被人暗恋有着异常坚定的信念，并借此对对方进行纠缠，即使遭到拒绝也不会认为自己的想法有错误，而会将之理解为对方在考验自己的爱情忠诚度。妄想出的情节完全是患者自己虚构的，现实中并不存在，患者有很牢固的信念，旁人的劝解和提醒对患者毫无作用。"

苏羽："怪不得他总说我在考验他，那像这种病，比如答应和他在一起了，他就痊愈了吗？"

我："不会，钟情妄想症患者所表现的低级意向是一种完全异于常人的病态，你就算和他结婚了，对他的病情也毫无帮助，他会衍生出别的症状，比如怀疑你出轨，不让你接触别的男人，甚至囚禁你，这种婚姻也只能以失败收场。只有通过正规的精神分裂药物治疗才能让患者的症状得到缓解，患者才会如梦初醒，才能认识到别人并非在考验他，而是真的不爱他。"

苏羽："那他从派出所出来后，会不会继续骚扰我？"

我："可能性非常大，患者的这种信念异常坚定，不治疗的话根本不会改变。"

苏羽："我以为他进派出所就好了，没想到出来还要祸害我，那我该怎么办啊？"

我："看能不能通知警察，联系他的家人，将他送到医院治疗。"

苏羽："嗯，也只有这样了。"

3

在医院的这段时间是我最开心的日子，刘婶天天做好吃的，顿顿有肉。苏羽也每天都来看我，嘘寒问暖的；单位的领导、同事都来慰问，尤其是马主任，逢人就说我是他徒弟，没有白带我。苏羽姑妈还给我做了一面锦旗，拿了好多水果和营养品。

唯一的不足就是没有看到邦德，它在宠物医院治疗了一周，就被苏羽送到姑妈家，和花花母子团聚了。

半个月后，我出院了，苏羽姑妈开车来接我，回到家，邦德就在门口蹲着等我，它眼睛上的纱布还没有取。它看到我并没有扑过来摇头晃脑，只是瘸着腿缓缓地走过来，趴在我脚下，安静地靠着。

苏羽姑妈拉着我的手说："小郝，你就在家安心养病，有什么需要的尽管吩咐苏羽，如果她不照顾你，还有姑妈照顾。你之前救了花花，这次又救了苏羽，真是我们苏家的大恩人。"

我有点不好意思，腼腆道："您太客气了，多亏了邦德，要不是它，我也不知道苏羽的情况。"

"嗯，我之前还挺讨厌这狗，把我们家花花的肚子搞大了。现在它瞎了眼，瘸了腿，我倒是看顺眼了。以后啊，我们家的大门永远向它打开，随时欢迎它回来，花花也能够阖家团圆。"

"汪汪汪。"邦德摇着尾巴，高兴地叫着。

姑妈继续说道："我们家苏羽真是有福气，能够遇到你这么好的人。你俩也是有缘，要我说，好好处，多看看对方身上的优点，多一点包容，这感情啊，真的是培养出来的，姑妈还等着喝你们的喜酒呢。"

"姑妈你说什么呢！我们只是朋友。"苏羽跺着脚，转身说道。

我："对，朋友，只是朋友。"

4

故事就到这儿了。

那次过后，我再没见过费米，他的日记本也一直被我收藏着。

时光荏苒，这一晃就是 30 年，虽然再没见过他，但他的样子我却记得一清二楚。

今天早上在烤红薯摊遇到他，感觉他整个人都变了。那时候，他蛤蟆镜、花衬衣、喇叭裤、大头鞋、波浪发，今天却是一身朴实的工作装，想必经历了这么多，他也看清了一切。

第二天下午，我回家刻意路过广场，远远就看见卖烤红薯的费米。我走过去，他看见我了，也没回避。

"这些年，还好吗？"我问道。

"还行，日子嘛，过得去就行了。"费米说。

"你变化挺大的，这着装和当年真是判若两人。"我说。

"你变化也挺大的，发型和当年也是判若两人。"费米调侃道。

"哈哈，你还是这么逗。"我摸着秃脑门儿打趣道。

他拿起一个烤红薯，边剥边说："变了，不变还了得。"他将剥好的红薯一分为二，递了一块给我。我拿在手里，吃了一口，说："那件事后，再没见到你，去哪里了？"

他咬了一口，慢慢咀嚼着，咽下去后说："家里人把我接去另一个城市治疗了，跑过几回，想出来找她，都被抓回去了。多亏接受了治疗，不然指不定会做什么傻事呢。我就是觉得挺对不住她的，还有你的狗。"

"唉，不提了，都过去了。"我感叹道。

"嗯，挺好的。"费米说。

"嗯，都挺好。"我也说。

我拿着没吃完的红薯，说："我得留着当消夜，先回去啦。"

他笑了笑，推着车，也往回走了。

老郝说

　　钟情妄想症是精神分裂症的一种，具体表现为个体错误地相信另一个人钟情于自己，他们会将对方的拒绝和回避解读为对自己的考验，还会将对方的一言一行与自己挂钩。他们妄想的对象通常是地位比自己高的人，也有可能是完全陌生的人，他们会想尽办法去接触妄想的对象。个体在日常生活中往往会表现出工作、学习等高级意向减退，而食欲、性欲等低级意向亢进。

　　服用药物可以有效地缓解钟情妄想症。此外，个体需要给自己减少压力，认识到自己的问题，断绝幻想，做好情绪管理，从而更好地摆脱钟情妄想症的困扰。

你的手掌还给你

1

一大早，我就被电话铃声吵醒，一看是黄老太。

"喂，老郝，中午有时间吗？"

"没什么安排，怎么了？"

"没啥事，想请你来家里吃个饭，问问你方不方便。"

"方便，方便，突然这么热情，是有什么喜事吗？"

"老郝，咱们认识这么多年了，你最了解我，有什么事我都想到你。中午你方便的话过来一下，我想和你商量婚姻大事。"

"好吧，我一定到。"

"那我就在家里等你哟，不见不散。"

挂了电话，我心头一喜，黄老太和我的婚姻大事？我赶紧起床洗漱，吹了吹头发，用发胶将头发从左至右，死死地压在头皮上，再选选今天穿的衣服，好日子，正式一点。

刚到黄老太家楼下，我就看见老周，他面带喜色，拿着一束花反复扒拉着领结，我瞬间明白之前是自己想多了。

我悄悄走过去，大声喊道："老周！"

老周被吓了一跳。

"老……老郝，你怎么会在这儿？"

"黄老太约我啊。"

"我……我以为她……只约了我……"老周小声嘟囔着。

"你想多了吧，看把你高兴的，怎么这么沉不住气呢，上楼吧。"

我把手搭在老周的肩膀上，安慰着老周，可我自己的内心何尝不是在哭泣。

2

黄老太打开门见着我俩，笑得直不起腰，说道："你们这是咋了，吃个午饭穿得人模狗样的，这是要相亲吗？"

我笔直地往屋里走，直接在沙发上坐下，说："老周可能想多了。"

黄老太继续打趣道："老周，你这打个领结是做什么用？什么时候走这个风格了？"

"你不是说商量婚姻大事吗？我以为你和我……唉，算了，不说了。"老周低着头嘟囔着。

"都怪我，都怪我，误会了，误会了。"黄老太摆摆手，接着朝里屋吆喝了一声，"乐乐，快出来。"

屋里走出一个瘦瘦高高的年轻女子，面容姣好，肤白貌美。

"这是我侄女乐乐。乐乐，这是周叔叔和郝叔叔，是我的好朋友。他们点子多，指定能帮你。"

"周叔叔、郝叔叔，你们好，经常听我小姨说起你们，今天可算见着本尊了。"

我乐呵呵地点点头，老周依旧板着个脸。

"别光站着，走，饭桌上说，边吃边聊吧。"说着大家都往餐桌移步。

黄老太往乐乐碗里夹了一块排骨，说道："乐乐，你自己说吧。"

乐乐用筷子扒拉着碗里的排骨，说道："其实也不是什么大事，就是，我想向我男朋友求婚。"

老周一挑眉头，来了精神头儿。

"哟，喜事儿啊，姑娘。真不错，像你这么主动求婚的女生还是挺少的。"老周插话进来。

"挺好的，勇敢追求幸福，能不能具体说说你们的情况。"我补充道。

"我和大明是高中同班同学，他那时候是个体育生，打篮球特厉害。他是个热心肠的人，对我很是照顾，我们同桌两年，关系一直很好。他成绩不好，高考无望，高三那会儿去当兵，成了一名武警战士。我读了大学，我们主要靠写信交流，他每个月都把不多的津贴全花在我身上。没钱买礼物，他就自己动手在弹壳上刻我的名字。我也会从伙食费里节约钱，买充值卡给他打电话，部队里不让用手机，只能打座机，每天晚上熄灯前，我们都会约好通话十分钟。我们对彼此的好感并没有因为距离的增加而减少，通过通信和打电话，我们的距离反而拉近了。虽说没有表达出来，但彼此心里都有对方，我们就这样自然而然地在一起了。"

"他入伍的第四年，发生了大地震，他去参加救援，那段时间电话打不通，可把我担心死了。他抗震救灾表现出色，荣立了三等功，我们相约等他退伍了就结婚。"乐乐详细地介绍着情况。

"真美好！"老周情不自禁地说道。

"好羡慕啊！"黄老太也一脸痴迷地听着。

"他当了五年兵退伍了，先是和几个战友做了一段时间的拓展培训，后来自己开了家网店，生意还行。我大学毕业都工作好几年了，我俩都不小了，也应该谈谈结婚的事了，可他就是不提。他经常坐在电脑前从早到晚，累得要死，问他怎么这么拼，他说要赚够钱娶我。其实我知道，他们家条件不太好，他总觉得我和他在一起是委屈了我，可我又不是因为钱和他在一起，我喜欢的是他这个人。我知道他很上进，对我也很好，只要能和他在一起，我就觉得踏实，但不管我怎么说，他都说先赚钱，再结婚。"

"其实站在他的角度，也能理解，拼命赚钱就是为了让你有更好的生活。"我说。

"我也知道，所以我一直在等他。前段时间，我们出去逛街，遇到一个小偷偷了一个老奶奶的包，老奶奶哭着说那是老伴儿的救命钱。大明果断追上去，他体能好，跑了一条街就追到了。没想到小偷还有同伙，同伙看大明抓着小偷不放，拿起一块砖头就往大明头上拍了下去，大明不顾头上的血，仍旧死死拽着包。小偷见状吓着了，撒腿就跑，大明也晕倒了。

"我急忙打120，好在没有生命危险，第三天醒了。他在医院里躺了半个月，医生安排他做一些恢复训练，已经快要出院了。医生叮嘱他不能长时间工作，需要多休息。住院花了一大堆钱，他的身体也没完全康复，他压力肯定很大。我知道他更加不敢提结婚的事了，可我着急啊，这得拖多久啊？所以这个时候我更加要站出来，做他坚强的后盾，跟他一起奋斗，所以我想主动一点向他求婚。"乐乐说。

"可以！我赞成。"老周握着拳头，掷地有声地说道，"爱就要大声说出来，这孩子品质不错，值得你托付终身。"

"就是，两口子在一起，就没有过不去的坎儿。"黄老太也跟着说道。

"对，不存在谁先开口的问题，结婚是两个人的事，谁说都一样。"我也给乐乐打气道。

"那么，现在有个问题了，地点选在哪儿呢？什么时候去做这件事呢？"乐乐焦急地问。

"你想想有没有那种有很多甜蜜回忆的地方，有特殊意义的地方，最好是那种比较有气氛、容易布置的地方。"我们提示道。

"哦，那我知道去哪儿了！高中学校的操场，那是我们认识的地方，有我们很多美好的回忆，我觉得很有意义。"乐乐说。

"可以，那就这么决定了。等他出院的时候，老周开车过去接你们，然后路过你们高中，你就借机说想回去看看，到时候我和黄老太提前去操场布置好。你多注意查看微信消息，咱们随时联系。"我提议道。

"嗯，好的，那就麻烦你们了。"乐乐客气地说。

"客气啥，咱们是一家人，这点儿事不算什么。"老周色眯眯地盯着黄老太，打趣道。

"屁，谁跟你一家人，老东西，排骨都堵不住你的嘴。"黄老太夹了块排骨丢进老周碗里。

3

大明出院那天，老周一大早就开车去了医院，等着他们办理出院手续、收拾生活用品。这边，我和黄老太也早早去学校操场做准备，绑了一些粉色气球在足球门上，用花瓣铺了一条路，最后是花瓣堆起的心形图案，还贴了一面照片墙，上面全是乐乐和他的合照，还有记录下的有意义的场景，话筒、音响一切准备就绪，就等主人公登场。

"现在这年代的人真的是浪漫，不像我们那个时候。"黄老太看着布置好的一切发出感叹。

"对啊，这些孩子真幸福。"我说道。

"不知道老周那边顺不顺利。"黄老太说。

另一边，乐乐和大明办理完出院手续走了出来。

"乐乐，这边儿。"老周挥了挥手。

"大明，这是我周叔，今天特地来接你出院。"乐乐向大明介绍道。

"周叔好，真是不好意思麻烦你。"大明说。

"客气啥，一家人不说两家话，上车吧。"老周边说边打开车门。

上车后，老周按计划绕路往学校开。

"乐乐，这好像不是回家的路。"

"还真是，叔叔，你是不是走错路了？"乐乐假装附和道。

"你瞧我这个记性，我习惯性往我自己家开了，没事没事，我马上从那边路口转过去。"老周打哈哈。

"大明，你看，前面就是咱们高中学校。"乐乐假装惊喜地说道。

"是啊，大门都变了，大气了好多。"大明回复道。

"好久没回学校看看了，真是想念当时读书的时候。"乐乐说。

"确实很久没回去了，乐乐，下次我们重回母校看看呗。"大明提议。

"别下次，现在去看看不就行了，反正还早，今天又是周末，学校没有学生，也不会打扰他们上课。"乐乐撒娇地说。

"现在？"大明有些诧异。

老周赶紧抢话道："好吧，那我开到校门口，你们自己进去吧。"

大明只得依了乐乐。老周把车开到学校门口，他俩下车，缓缓朝学校大门走去。老周赶紧通知早就埋伏好的黄老太和我，做好迎战准备。

"大明，你还记得我们第一次认识是在哪里吗？"乐乐问道。

"怎么不记得，在操场啊。"大明回答。

"哈哈，那我们去操场转转吧。"乐乐提议。

大明和乐乐转到操场。

"大明，你看那些是什么，我们去看看吧。"说着就拉起他的手往球门那边走。

"哟，这么多气球，是有人要告白吗？现在的学生真会玩儿。"大明说。

"看看不就知道啦。"乐乐兴奋地说。

乐乐把大明带到指定地点，大明看着照片墙上的自己，有点蒙。我按下音响开关，播放音乐，歌声缓缓响起：

"忘了是怎么开始，也许就是对你，有一种感觉。"

"忽然间发现自己，已深深爱上你，真的很简单。"

……

"大明，"乐乐拉着大明的手，深情地说道，"我可能是上辈子拯救了整个世界，这辈子才让我遇到你。我们在一起这么多年，相识、相知、相爱，我知道你就是我要找的人，能给我一辈子幸福的人。

"我知道你有很多压力，而我想告诉你的是，我爱你是真心实意的，不管你现在、将来过得怎样，我对你的爱都不会改变。你每次遇到危险都挡在我前头，生怕我受伤，你包容我所有的小脾气，给我充足的安全感，你一直在为了给我更好的生活而努力，这些我都看在眼里。你总说等你赚到钱了就结婚，可你知道吗？我根本不在乎，我只知道，我们在一起，一起努力打拼，生活就一定会幸福快乐。既然你不开口，那就换我主动嫁给你吧。王大明，你愿意娶我吗？"

这些话直击大明的内心，他站在那儿早已泣不成声，眼泪吧嗒吧嗒往下掉。

"我愿意。"他哽咽着说道，走到乐乐面前，单膝跪地，从乐乐手里接过戒指盒。

"太感人了。"黄老太哭得稀里哗啦的。

大明左手打开戒指盒，右手准备取戒指，可他刚抬起的右手颤颤巍巍，怎么都不听使唤，要么手触碰到盒顶，要么摸到左手上，取了几分钟也没把戒指取出来。

"你听话，好好取戒指，这是重要的时刻，你不要捣乱。"大明死死盯着自己的右手小声嘟囔。

"他在干吗？"黄老太边擦眼泪边说道。

"估计是太紧张了。"我打着圆场。

乐乐一脸惊奇地看着大明，大明笑笑缓解尴尬。用右手臂夹住盒子，用左手将戒指取了出来。正准备戴上，右手突然一把抢过戒指，死死攥到手里，拳头握得十分用力。他盯着自己紧握的右手不知所措，头上冒着一颗又一颗豆大的汗珠。

"干吗？赶紧松开。"大明继续对着右手说道。

"大明，你这是怎么了？"乐乐不解地问道。

"马上，马上就好。"大明用左手打了右手几下，再用力地一根根掰开紧握的右手手指，可在他刚掰完一根去掰另外一根的时候，掰开的手指又握回去了。

"给我老实点，别添乱。"大明边嘟囔着，边蹲下用脚踩着右手，才将手指全部掰开，取到戒指。大明擦了擦汗，给乐乐戴上了戒指。还没来得及起身，他的右手就伸了过来，从乐乐手上一把抢过戒指，又死死地拽住。

"王大明，你在干什么？你不想和我结婚就直说。"乐乐恼了。

"乐乐，你听我解释，不是这样的。"大明用左手死死握住右手，边掰开手指，边狠狠地说，"信不信我把你砍掉？"

"这孩子干吗？太欺负人了。"黄老太边骂边大步走过去。

"不想结婚就明说，你演什么呢？我就这么让你讨厌吗？你太令我失望了。"乐乐越加生气，一脚将地上的戒指盒踢开，说，"既然你觉求婚这件事很儿戏，那我们还是算了吧。"

"不是，乐乐，你听我解释，这不是我的手。"大明上前拉着乐乐，解释道。

"你还装，不是你的手，难道是我的手？"乐乐反问道。

"真的，我的右手不听我使唤，刚才那些闹剧都是它干的，跟我没关系。"大明赶紧说明情况。

"你还装，王大明，你给我滚。"乐乐气得直哆嗦，转身就走。

大明赶紧追了上去，用左手拉住她，关键时刻，右手又伸过来拉开左手，如此反复。

"你是觉得我好欺负吗，王大明？"乐乐气得哭了出来，冲大明吼道。

黄老太走到乐乐身边，拉着乐乐，说道："这种人太虚伪了，装腔作势的，咱们不稀罕。乐乐走，咱们不理他。"

"黄姨，乐乐，你们听我解释……"大明解释的话还没说出口，右手突然抬起来抓在乐乐的屁股上。

黄老太推了大明一把，骂道："臭流氓，信不信我报警抓了你？"

"你在干什么，快停下。"大明继续对着自己的右手说话，可放在乐乐屁股上的手依旧没有拿下来。

老周走了过来，还没看明白咋回事，我赶忙对老周说："你去把黄老太和乐乐拉住，我感觉大明有点不对劲。"

老周连忙追了上去，拉着黄老太和乐乐，黄老太气得直跺脚，乐乐哭得梨花带雨。

我走到大明身边，捡起地上的戒指，问道："大明，我是乐乐的叔叔，这个求婚场景就是我和黄姨布置的，刚刚发生的一切我都看到了，能说说这是怎么回事吗？"

"叔叔，我……我也不知道，我最近很反常，我右手它……"大明心事重重地说道。

"不着急，咱们冷静一下，我是医生，你不妨给我讲讲。"我耐心地劝说他。

大明深吸一口气，看着自己的右手，说道："我最近老是控制不住我的右手，它的行为总是和我相反，它就好像不属于我，像是我的敌人。"

"怎么说？"我问。

"它总是和我作对，每当我想去拿个东西的时候，它就会不听使唤，要么毫无反应，要么把东西扔掉。你刚才也看到了，我不是不想给乐乐戴戒指，而是无论怎么样都拿不到。之前住院的时候，早上起床穿衣服，我刚把扣子扣好，右手就去解开，它就像不属于我的身体一样。刚才不让戴戒指，摸乐乐的屁股，都是它干的，和我没关系。真的，我怎么可能干出这种事，叔叔，我真的……我……"大明有点激动，右手突然扇了自己一个嘴巴。大明急红了眼，用左手死死地摁住右手，然后用脚狠狠地踩在上面，嘴里念叨着："让你和我作对，让你欺负乐乐，我今天就废了你。"

眼看右手都被踩出血了，我赶紧拉开他，说："大明，你别踩手了，先将手别在腰带上，踩坏了可不好。"

大明冷静之后，将腰带松开，我协助他将右手绑在腰带上，这只手才安静下来。

"那你还记得，什么时候开始出现这个症状的吗？"我问。

"之前我的手都没有这样，就上次追小偷被人打了头，住院之后就开始发生了。好几次护士在我右手手背扎针输液，我一点感觉都没有，就像没有这只手一样。从那以后，它就时刻和我作对，真想把它剁了。"大明向我解释道。

"它是实实在在长在你身上的，手还是你的手，只是病了。"我说。

"病了？什么病？"大明急切地想要知道答案。

"根据你说的这些症状，你得的应该是异手综合征。"我说。

"叔，啥是异手综合征啊？"大明紧张起来。

这时，老周拉着乐乐和黄老太走了过来，乐乐手里握着纸，擦着眼泪。黄老太喘着粗气，转身抱着乐乐。

"大家听我说，大明今天的行为不是他的本意。"我话没说完，黄老太就抢话道："我可都看着呢，这小子就是坏，欺负我家乐乐，亏我们还给你们安排求婚，真是瞎了眼了。"黄老太恨恨地说道。

"乐乐，我……我真的……唉。"大明想解释，但又不知从何说起。

"大家别急，听我把话说完。大明刚才的那些行为并不是他自愿的，他的手出了点问题，是异手综合征。"我赶紧解释道。

"郝叔，什么是异手综合征啊？"乐乐一听大明得了病，马上关心起来。

"简单点来说，就是自己的患侧手不像自己的手。这种情况大多因大脑损伤所致，患者的手不受大脑意识的指挥，通常是在大脑手术、中风或者其他特殊情况后出现，常常会出现一只手和另外一只手不协调，就像刚才拿不出戒指一样。更多时候，它更像是个敌人一样做着反抗的动作，比如把戴好的戒指取下丢掉，把扣好的扣子解开，两只手交互拮抗，像是在斗争。有时候患者会做出一些原始动作，受周围环境刺激而触发行动，比如刚才大明无意识地触碰到乐乐，这种行为患者本人没有办法控制，甚至不知道什么时候会出现。"

"那这个怎么办呢？有没有什么治疗方法？"乐乐着急地问我。

"大脑是具有可塑性的，急性损伤导致的异手综合征通常会在一年内逐渐恢复，神经可自动重新建立联系且预后良好。为了防止'异手'给患者的身体带来伤害，我们可以给它提供一个能够把玩的东西，比如玻璃球、握力器等能够握在手里的东西，让它分神。同时，患者可以学习做一些运动，促进大脑受损部位的重构，在一定程度上恢复患者对'异手'的控制权，例如拍打、浸泡、触碰一些有质感的东西等。大概就是这样，所以，咱们不必太担心啦。"我耐心地给大家讲解道。

大家恍然大悟，黄老太的表情终于舒缓了一些。

"乐乐，我没有不想和你结婚，我是真的控制不住。对不起，请你原谅我。"大明诚恳地向乐乐道歉。

乐乐用力点了点头，我将戒指递给大明，他接过戒指，给乐乐戴上了。

黄老太看着大明，语重心长地说："我就说嘛，这孩子不应该这样啊，原来是啥异手综合征，我果然没看走眼。大明，你可要对乐乐好，不然我可随时带她走。"

"黄姨，你就放心地把乐乐交给我吧。"大明说。

"今天真是虚惊一场，看把乐乐吓的。"老周说道。

乐乐拿出纸巾轻轻擦拭着大明的右手，说："看他戴不上戒指焦急的样子，倒是挺可爱的。"

"哟，还真是情人眼里出西施，刚刚是谁说的单身一辈子也不嫁给他的啊。"黄老太打趣道。

"讨厌！"乐乐撒娇道。

"好，走吧，回家吃饭了。"我们收拾好东西，准备回家。

4

刚刚上车，乐乐就扭头对老周说："周叔，你不知道，第一眼看你的时候，我就觉得你和上次偷老奶奶包的小偷长得好像，身材、表情、连走路姿势都一样。"

"哦？哈哈，说不定就是我哟。"老周开起了玩笑。

老周话音刚落，大明的右手挣脱出腰带，抬手就给了老周一拳，再死死地掐住老周的脖子。

"大家看，这种就是我说的，受周围环境刺激而触发原始动作。"我指着大明的右手解释道。

黄老太看着大明的手说："你别说，这手还挺实在。"

"嗯，至少是一只正义的手。"我接话道。

"我要断气了，快救命！"老周憋红了脸说道。

"对对对，差点忘了。"我说。

我们一行人在车里扯着大明的右手，他的右手也奋力还击着。

车子摇晃着，车里发出阵阵惨叫。

老郝说

普通人很难想象，如果自己的手不受大脑控制会发生什么事情。异手综合征就是这样一种非常罕见的神经功能性紊乱疾病，症状表现为患者的手好像不是自己的，而是被别人控制着，经常做出令患者为难的举动。有的患者的患侧手会和正常手对着干，比如想喝水时，正常手会把杯子拿过来，患侧手却把杯子推回去。还有的患者的患侧手拿到某样东西就抓住不放，甚至需要正常手把患侧手的手指一根根掰开才能松手。

除此之外，异手综合征患者还会做出伤害自己的事情。1908年，临床发现一位女性患者经常用左手强行掐自己的喉咙导致窒息，患者称自己的左手仿佛拥有了"邪恶的灵魂"，并且这个灵魂会控制她左手的行为。

虽然临床上发现异手综合征的存在已经有100余年的时间，但由于病例太少，人们对异手综合征的了解还不是很全面，其发病的神经生理机制还不明确，只能确定异手综合征的根源在患者的大脑，比如连接左右脑半球的胼胝体受损。

有研究显示，异手综合征会对患者的心理状态和认知产生影响，从而导致一定程度的心理障碍，所以要对异手综合征的治疗重视起来。目前，虽然没有特别有针对性的治疗措施，但患者可以通过学习做一些动作来帮助大脑受损部位的恢复，比如把患侧手浸泡在温水里或者摸一些有质感的物品。

彩虹桥

1

六月的天，说变就变，早上出门还有太阳，没一会儿就打雷了，下着瓢泼大雨。

下公交车后，我一路走到医院，裤腿都打湿了。我在屋檐下跺着脚上的雨水，迎面走来一位打着伞、身着制服的警官，走近一看，是孙警官。

我："孙警官，你好。"

孙警官："你好，郝医生。"

我："什么风把你吹来了？"

"出事儿了。"孙警官边收雨伞边说。

我："出啥事儿了？"

孙警官："没时间解释，我问问，咱们这儿的摄像头都分布在哪些地方？我需要调看点监控录像。"

我："这个老周知道，他是医院的保安队长，要不要我把他叫来？"

孙警官："好好，赶紧。"

我赶紧给老周打电话，一分钟后老周冒着雨一路小跑过来。

老周："孙警官，老郝说你要调监控录像？"

孙警官："是的，河边有一段监控盲区，我们需要你们配合查查。"

老周："好的，你跟我来。"

说完，老周带着孙警官，来到了值班室，调看监控录像。

老周边挨个儿调取录像，边问道："孙警官，你要什么时段，哪个摄像头的录像？"

孙警官："你给我找找早上 4 点至 6 点，沿河外墙的监控录像。"

老周："这是出啥事儿了？"

孙警官："今天早上 6 点多，有人在河边跑步时，在河滩捞起两个溺水的人。我们做了身份排查，是一对母女，母亲叫马艳，孩子叫陈思彤，现在正在医院抢救呢，还没醒。"

老周："哦，是自杀未遂还是被人推下去的？"

孙警官："那个母亲身上有擦伤和抓痕，应该是之前和人发生了抓扯，再者，也没必要抱着孩子一起跳河自杀啊，所以我们推断，很有可能是被人推下去的。溺水者被打捞起来时还有生命体征，落水应该不会太久，我们调取了打捞地点沿河往上的所有监控录像，都没有发现异常。你们医院墙外路段是监控盲区，所以我来看看早上 4 点至 6 点的监控录像，医院院墙外有没有什么线索。"

老周："你的意思是，这对母女很有可能是在我们医院的外墙沿河段被推下去的？"

孙警官："很有可能，这对母女就住在医院对面的祥和小区 A 栋，和你们医院窗对窗。"

"我们一定全力配合，只是我们的监控都是针对医院内部或者围墙两侧，没有针对外墙的监控。"老周说道。

孙警官："先将那个时段围墙两侧所有的监控录像排查一遍，看有没有什么线索。"

话音刚落，门外便传来阵阵脚步声和说话声，是用完早餐的患者陆续回病房。我走过去正准备关上房门，一个患者透过门缝看到孙警官的背影，突然转身发疯似的跑上了楼，边跑边说："警察来了，警察来抓我了，有人跳河了，跳水里了。躲得过初一，躲不过十五，警察来了，快跑。"

这样的场景我们见得多了，并不觉得有什么。孙警官眉头一皱，问道："刚刚那个是患者吧。"

我："是的，他叫高阳，精神分裂症患者。之前来治疗过，出院后复发，又进来了，来来回回折腾了好几次。"

孙警官："我能和他聊聊吗？"

我："他正在治疗期间，说话没啥逻辑，可能对案件的侦破帮助不大。再者就是不能受到强烈的刺激，对治疗不利。"

孙警官："这样，我把警服换成便装，和他简单聊聊。郝医生，你陪着我，如果谈话对他有什么刺激，立刻叫停，可以吗？"

我："行。"

孙警官穿上了老周的便装，和我一起去了病房。老周留下，继续查找监控录像。

2

我们来到三楼，孙警官在门口瞄了一眼 325 床，说道："这个高阳，我有点眼熟，不记得在哪里见过。"

我："我收的他，住院一周了，家属送过来的。之前好像是开饭店的，饭店里人来人往，你估计是在他那里吃过饭吧。"

孙警官挠挠头，突然一拍脑门儿说道："我想起来了，几年前他酒后驾车，闯红灯撞到一辆大货车，老婆和孩子都没了。"

我摇头叹息道："他家没有精神病史，他也是受了刺激才发病的，和心理创伤有很大关系。"

孙警官："后来他精神有些错乱，有暴力倾向，在小区里无故打人，我们接到过好几次报警都是因为他。"

孙警官将衣服下摆往下拉了拉，遮住腰间的手铐，跟在我后面，走到了 325 床。

高阳坐在床头，眼睛直愣愣地盯着窗户外，神情有些紧张，眼神里充满恐惧。

我："高阳，今天感觉怎么样？"

高阳不理会我，嘴里好像嘀咕着什么。

我："高阳，我是郝医生，早上吃了什么啊？"

他完全沉浸在自己的世界里，嘴里继续嘀咕着。我凑近耳朵一听，他嘀咕着："警察来了，警察来抓我了，警察抓我了，我不要坐牢……"

我抬头看了看孙警官，他也俯身听了高阳说的话，而后问道："高阳，警察走了，你别怕。"

高阳嘀咕的声音渐渐微弱，孙警官继续说道："警察为什么抓你？"

"我杀人了，是我害了她，我杀人了，我把她推下去的，我杀人了……"高阳重复着这几句话。

孙警官："把谁推下水了？"

高阳："那个女人，我杀了她，我把她推下去了，那个女人，我把她推下去了……"

孙警官："你把她推到哪里了？"

高阳："河里，我把她推到河里了，我杀了她。我把她推到河里了，我杀了她……"

孙警官："什么时候推的？"

高阳："早上，天还没亮，天还没亮，我就把她推下去了，我杀了她，早上我杀了她……"

孙警官："她闺女也是你推下去的吗？"

高阳："不关我的事，不关我的事，我没有杀人，人是我杀的，不关我的事，警察要来抓我，我杀人了……"

高阳的情绪渐渐激动起来，人也有些不受控制。我立马起身安抚，孙警官见状也跟我一起安抚，孙警官弯腰的时候露出了腰间的手铐，正好被高阳看到。高阳一把推开孙警官，歇斯底里道："你是警察，你是来抓我的，我没有杀人，我把她推下去了，人是我杀的，你是警察，不要抓我，我不要坐牢……"

护士进病房后，我立马将孙警官带离病房。

3

孙警官和我来到值班室，老周已经将那个时段的监控录像都排查了。

孙警官："查得怎么样？"

老周："早上4点至6点，所有区域的监控录像我都看了，没有异常情况。"

孙警官："这就有点奇怪了，每个摄像头都看了吗？"

老周："是啊，都看了。"

孙警官拉了把椅子坐下，挨个儿调看录像，大约过了10分钟，他问："这个摄像头怎么没有画面？"

老周："这个摄像头之前被雷打坏了，还没来得及修呢。"

孙警官："对应的是哪个区域？"

老周："是后门围墙。"

孙警官："走，去看看。"

我们来到后门，门旁边有一个梯子，围墙上有人翻越的痕迹。因为被清晨的大雨冲刷过，地上并没有明显的痕迹。

孙警官："看来确实有人从这里翻出去过，这样看来，凶手有可能就在医院里。"

我："不会是高阳吧？他那时候是发病状态，说的话不能当作证据。"

孙警官："不排除这个可能性，他说的话虽然没啥逻辑，但是指向性很明显。"

老周："这个简单，我们再查看一下那个时间所有的内部监控录像，看谁还在走动，不就能排查出来吗？"

孙警官："走，赶紧去查。"

我们回到值班室，查看了那个时段所有的监控录像，除了食堂工作人员、值班护士、值班保安，还有一个患者从病房走了下来，镜头拉近一看，是高阳。

4

孙警官立马报告警队，将高阳控制起来。因为高阳还在治疗期间，而且也没有证据表明他就是凶手，我建议将他单独放在一个病房。孙警官安排一名便衣警察守在高阳的病房外，便衣警察刚刚到位，孙警官便接到警队的电话，小女孩陈思彤醒了。孙警官立马赶过去，我留在医院看着高阳。

到医院后，孙警官来到病床前，护士正在喂小女孩喝水，一旁躺着昏迷的马艳。

孙警官走过去，拿过病床上的一片面包递给小女孩，说道："彤彤，饿了吗？要不要吃点面包？"

彤彤点点头，孙警官将面包递给她，彤彤接过面包，小口吃了起来。

5

高阳这边，我借着给他吃药的机会接近他，见他情绪稳定，便尝试着跟他聊天。

我："高阳，早上5点多，你见过那对母女吗？"

高阳沉默，不说话。

我："我们在监控录像里见到你下楼了，你现在有重大嫌疑，所有证据都对你不利，我希望你能将知道的都说出来，不然后面会很麻烦。"

高阳依旧沉默，不说话。

我："刚刚接到医院的电话，小女孩已经醒了。"

高阳仿佛被惊醒，突然抬头看着我，说："她妈妈醒了吗？"

我："暂时没有，不过应该没有生命危险。"

他长舒一口气，瞬间又陷入了沉思。

6

孙警官和彤彤闲聊了几句，彤彤之前紧张的精神渐渐舒缓。孙警官见时机成熟，拿出手机里高阳的照片，递给彤彤，轻声问道："彤彤，叔叔问你一个事，这个人你见过吗？"

彤彤看到高阳的照片，突然大哭起来，大喊道："啊！我不要游泳，我不要游泳，我要妈妈，我要妈妈，我不要游泳！"

护士立马过来安抚彤彤，孙警官给警队打电话："高阳有重大作案嫌疑。"挂掉电话后，孙警官准备带队找高阳。他刚要出门，一旁昏迷的马艳醒了，她颤颤巍巍地抬起手，用微弱的声音喊着孙警官。

孙警官停住脚步，走到马艳跟前。

"不……不是……他……"马艳用尽力气轻声说道。

7

高阳这边，平复心情后，我和他聊了一会儿，他渐渐打开了话匣子。

在另一个医院，马艳喝了点水，向孙警官道出了事情的原委。

高阳："两年前，我第一次犯病，被家人送进医院，床铺就在靠窗子那里。"

马艳："那天，我前夫正在家暴我，因为我收快递的时候和快递小哥多说了几句话，他怀疑我出轨，就把我摁在地上踹。我没有哭，他打得更狠。"

高阳："她一直没哭，也没有反击或者报警，我很想过去帮助她，但我们之间隔着的不仅仅是一条街，而是两个世界。"

马艳："他因为赌博，性情大变，输了钱就回家打我。说我成天给他脸色看，整天哭丧着脸，看着就晦气，他的手气才这么差。我没有反抗，因为我已下定决心，这就是我的最后一天，我不想活了，就让他打吧，打完了我就跳楼。"

高阳："她前夫出门后，她缓缓走到阳台，站在阳台边上，向下看了几分钟。"

马艳："站在阳台的那一刻，我想起孩子和父母，我对不起他们。我父母一辈子为我操心，都没享过福。我孩子这么小，就要没有妈妈了，我是一个自私的妈妈。一切都是我的错，但是生活没有希望，活着又有什么意义呢？我死了，一切痛苦就都结束了。"

高阳："她终于下定决心，往前迈步准备跳的时候，抬头正好看到我。"

马艳："他直直地站在窗户前看着我，朝我摇头。"

高阳："我不知道该说什么，说了她也未必听得进去。"

马艳："那一刻，我冷静了许多，跳下去后事情可能会更糟。"

高阳："她走下阳台，回家收拾屋子了。"

马艳："从那以后，我老公只要再打我，就会有警察和社区的人出面，他们总是出现得很及时。哪怕是他打完牌，深更半夜回家打我，也会有人及时出现制止。"

高阳："我报的警。"

马艳："我知道，是他。后来我离婚了，孩子跟我，那段时间，我感觉生活又有了该有的样子。"

高阳："我为她感到高兴，但我的治疗却不太理想。"

马艳："他经常在病房里大吵大闹，不配合治疗。"

高阳："看到她有了自己的生活，而我却过得一团糟，长期的紧张焦虑和不配合让我的治疗毫无进展。我耳朵里会出现各种声音，他们说我是没用的懦夫；我听到我的闺女对我说，'爸爸，我手出血了'；我听到我老婆说'我腿痛'。我不想吃药，我把药都扔到窗户外。"

马艳："每当这个时候，我都会站在窗口看着他，对他摇头。"

高阳："她很有魔力，总是能将我从癫狂的状态中拉回来。"

马艳："有段时间，没看到他，我心里挺慌的。"

高阳:"我出院了,医生让回家养病。"

马艳:"我想去找他,却没有联系方式,去医院问的话,医生肯定也不会给我。"

高阳:"我也想过去找她,但她过得挺好,日子好不容易踏实了,我不想去打扰她。"

马艳:"后来,他又住院了,还是那张床,还傻呵呵地站在窗户处对我笑,真让人又气又好笑。"

高阳:"后面再入院,有的时候是我发病了需要治疗,也有的时候是我在家无聊想来医院看她,装的。"

马艳:"因为一直没有收到前夫的抚养费,我的工资仅够日常开支,加上我父母身体不好,我总是在公司、医院、幼儿园、家之间来回奔波。那段时间,我的精神状态很差,我以为是生活压力大,阶段性的情绪低落。没想到情绪低落的状态一直持续了半年,后来我去医院检查,才知道这是抑郁症,包括我之前想跳楼自杀,都是因为这个病症。"

高阳:"她开始吃药,精神也一天比一天差。早上起床的时候,看起来很难受,黄昏的时候是一天中状态最好的时候。"

马艳:"医生说这叫晨重暮轻。"

高阳:"她早上起得很早,一般四五点就醒了,那个时间我都在看着她。"

马艳:"我的睡眠很差,一般比平时早醒两个到三个小时,醒后不能再入睡。"

高阳:"人也消瘦了很多。"

马艳:"没胃口,不想吃东西。"

高阳:"看她这样憔悴下去,我真的很着急,但我不知道该做什么,就只有每天都看着她,守护着她。"

马艳:"我的病越来越严重,睡眠时间越来越短,每天都在自责自罪中度过,脑子像灌了铅一样,呕吐、心慌、胸闷,各种症状夹杂在一起。我没办法工作，甚至没办法照顾孩子和父母，我告诉自己要坚强，要扛住，但那种感受太痛苦了，我知道我扛不住了。"

高阳："昨天晚上，她做了一大桌子菜给孩子吃，还夹了一块鸡腿，站在窗台假装喂我。"

马艳："都是孩子喜欢吃的，油焖大虾，可乐鸡翅，糖醋鱼，真希望他也能来吃。"

高阳："我以为她想通了，或者是药起效了。"

马艳："我决定了，今天早上自杀，和女儿吃最后的晚餐。"

高阳："早上 4 点，她家的灯就亮了。"

马艳："我要结束这一切。"

高阳："她抱着沉睡的孩子出门了。"

马艳："我死后，孩子没人照顾，她的人生也会遭遇痛苦和不幸，我不忍心她走上和我一样的路，我要带上她一起走。"

高阳："她从来没有这样过，今天很反常。我知道事情不对，立马下了楼，直奔后门。"

马艳："他翻出医院的围墙，拦住了我。"

高阳："这是我们第一次'见面'，我很重视，表现得很稳重，轻声问她：'这么早，你去干吗？'"

马艳："他像个傻子一样站在那里，低头卷着衣服下摆，手脚直哆嗦，说话声音跟蚊子叫一样，我压根听不清。"

高阳："她说，谢谢这些日子我对她的照顾，她都知道，她不想再给任何人添麻烦了。"

马艳："他是个好人，能在生命的最后时刻跟他说上几句话，我死而无憾。"

高阳："我知道她要做傻事，但我不知道我该怎么做，就只能用最直接粗暴的方式，拉着她说：'你不能死，孩子也不能死，要好好活着，你们都不能死。'"

马艳："孩子被他吵醒了，睁开眼见到这个歇斯底里的男人生拉硬拽地拖着我，张口闭口要死要活的，当即就被吓哭了。"

高阳："我看到面前这个孩子大哭，耳朵里都是我闺女的声音，车祸的各种影像出现在眼前，恐怖极了。我开始头痛，用拳头用力打自己的头。"

马艳："我看到他发病了，挥着拳头折磨自己，嘴里说着一些听不懂的话。我立马放下孩子，陪着他，安抚他，其间发生了撕扯，我脖子上、手上都被他留下了抓痕。待他平静后，我让他回病房去，否则永远都不会原谅他，死也不会瞑目。他回去后，我抱着孩子跳河了，醒来后发现自己在医院里，后面的事，你们都知道了。"

高阳："我回到病房，站在另一侧窗户前，看到她抱着孩子消失在河边，我脑子里一直有一个声音：'你是杀人凶手，你把她推下去了，你害死了她。'"

高阳的情绪渐渐激动起来，我立马喊护士过来处理，并将实情告知孙警官。

8

我："孙警官，我刚刚和高阳聊了，他将事情从头到尾都跟我说了一遍，这件事和他没关系，那对母女是自杀。"

孙警官："我知道，马艳已经醒了，她把事情都说清楚了，这事儿和高阳没关系。"

我："醒了就好，醒了就好，孩子也没事吧？"

孙警官："都没事，在吃东西呢。"

我："那就好。"

孙警官："郝医生，我想请问一下，马艳有抑郁症会自杀，这个我知道，那她为什么会抱着孩子一起跳河呢？"

我："这叫扩大性自杀，又称怜悯性杀亲。抑郁症患者觉得自己活得很艰难，很痛苦，想要结束这一切，亲人将来的痛苦也是他们的痛苦之一，所以他们才会想要杀死至亲的人，帮助亲人'解脱'。很多人对这种行为是无法理解的，但从抑郁症患者自己的逻辑来看，杀死亲人是为了他们好，这就是扩大性自杀。"

孙警官："忍心杀死挚爱，他们爱自己的亲人吗？"

我："爱，而且爱到极致。"

雨停了，我望着窗外，一道彩虹分外美丽。

9

一周后，马艳和彤彤出院了，彤彤去了爷爷奶奶家，马艳接受了治疗，在家服药。

我来到病房，高阳正在看对面的马艳打扫卫生，两人时不时进行眼神交流。

我："高阳，最近感觉怎么样？"

高阳："好多了，谢谢你，郝医生。"

我："一定要好好配合治疗。"

高阳："你相信我，我一定会配合的，好好养病。"

我看着对面笑靥如花的马艳，点头说道："嗯，我相信。"

老郝说

下面介绍一下深呼吸放松训练和冥想训练。

第一，深呼吸放松训练。请找个舒服的地方，放松地坐好或躺好，把双手放在腹部，闭上眼睛和嘴巴，用鼻子呼吸。吸气时，把肚子鼓起来；呼气时，把肚子缩回去，用手去体验腹部的变化。当你吸气时，心里默念一二三四五六七；呼气时，心里默念七六五四三二一。除了数数，脑海里放空，什么都不要想，仿佛吸入的空气进入你身体的每一个部位。

第二，冥想训练。请找个舒服的地方，放松地坐好，想象眼前有一幅画。画里是你曾经历过的最幸福的记忆，或者是自己对未来的美好憧憬。闭上眼睛，仔细地欣赏这幅画，同时身体一直放松，放松到你的身体好像消失了。你可以想象自己在海边，你闻着大海的味道，感受到阳光的温暖和海风的清凉，听到海鸟的啼叫，全身心地融入画面里。

赶快醒过来好吗

1

周末，老周借了朋友的房车，约我们到户外野餐。我和老周负责买菜，李护士和黄老太负责张罗现场，李大厨负责食物制作。

房车有点老旧，做饭时才发现灶打不燃火，天气潮湿，捡的柴火也点不着。李大厨急中生智，花 100 块钱在附近的农家租借了一个煤气罐和灶台，这才解决了生火问题，火锅的香味瞬间扑鼻而来。

黄老太拍完身上的蚊子，边点蚊香边说："李大厨，今天你算是立了大功。"

李护士："那可不，我家大厨就是有法子。"

老周："行啦，别秀恩爱了。"

黄老太："你咋想不出这个办法呢？真是的。"

老周："嗯？"

黄老太："愣着干啥，帮忙杀鱼，我要做鲫鱼汤。"

老周提着装有鲫鱼的桶，朝我跑过来，说："老郝，商量个事儿呗。"

我："不想，不会，没时间。"

老周："我还没说呢，你就推辞啦？"

我："你不就是想让我帮你杀鱼吗？"

老周："哟，说对了，还真是，可以吗？"

我："已经回答你了，不想，不会，没时间。"

老周："我这几天感冒了，不能碰冷水。要不这样吧，你帮我杀鱼，我送你个好东西。"

"鱼我可以杀，你送的东西还是算了吧，我瞧不上。"我顺手接过水桶，开始杀鱼。

李大厨的手艺是真的好，一小时后，大家酒足饭饱。黄老太尝了尝锅里熬制的鱼汤，感觉淡了点，顺手拿起一旁的玻璃瓶，往锅里撒盐，再尝了尝，感觉还是差了点，又猛撒了好几把盐，才将鱼汤端上来。

老周尝了一口后，称赞道："味道好特别啊，挺鲜的，不错。"

李护士、李大厨和我也连连夸赞。

老周放下汤碗，朝我走过来，从衣兜里摸出一根红绳，拉出一块残缺的长方形玉佩，上面刻有一个"凤"字，递给我说道："这是三国时期的玉，我爷爷给我的，今儿高兴，送给你了。"

我："这上面还有一个'凤'字，是你那会儿送给初恋女友刘彩凤的吧，咋还缺一角，多半是分手的时候人家摔了的。"

老周："缺角是因为这玉替人挡过灾，玉是有灵性的，没听说过人养玉，玉养人吗？"

我："有没有灵性，我不知道，你倒是挺没人性的，大老爷们杀鱼都不敢。"

"我不杀鱼是因为我是周瑜的后人，三国美男子，所以我发誓不杀鱼。"老周辩解道。

我笑着说道："周瑜的后人不杀鱼，那诸葛亮的后人不杀猪，杨修的后人不杀羊，甄姬的后人不杀鸡咯？"

老周瞪了我一眼，没接话。

我继续说道："从基因角度来说，周瑜的颜值是挺高的，所以不会有你这么丑的后人吧。"

老周："是不是美男子呢，主要靠同行衬托，周瑜之所以被称为美男子，主要是因为身边的人长得太难看了。早年结识的袁术、黄盖一个比一个长得砢碜，尤其是后来的庞统，简直不能更丑，跟这些人站在一起，不帅都难。"

老周将玉佩交到我手上，我接过玉一番打量，便听到老周说他有点困，黄老太也跟着说困。我也觉得眼皮沉重，困得不行，便靠着凳子睡着了。

2

"老周，老郝，小李，大厨，你们醒醒啊。老郝，快醒醒。"

我缓缓睁开双眼，只见黄老太摇着我的手臂，奋力唤醒我。老周他们也醒了，我揉了揉眼睛，打量着四周。

"这是哪儿？我们怎么在这里？"我不解地问。

我们身处庭院，有半个篮球场大，面前是一个水池，水里有成群的金鱼，水池边有一个凉亭，凉亭中摆着一副茶具。整个院落古色古香，虽没有镶金嵌银、雕龙画凤，但看起来也是典雅不俗。

我努力回想着之前发生的事，只记得手里握着玉，然后就是头晕，后来的事情就断片了。我心想，会不会是那块玉在作怪？

"这是哪儿？"李护士也焦急地问道。

"不知道。"大厨摇着头说。

"完了，房车呢？我还要还给老马呢，完了完了，快报警。"老周急得像热锅上的蚂蚁，赶紧掏出手机打电话求救，李护士也拿出手机打电话，才发现压根没有信号。

黄老太拉着我的袖子，说："刚刚还在吃火锅、喝鱼汤呢，咋一转眼到这儿了。老郝，我们不会是被绑架了吧，赶紧想办法！"

"大家别急，我们先到四周看看，找找有没有出口。"我们一行人沿着水池，穿过凉亭，来到堂屋，这里墙上挂满了字画，两边摆满椅子。老周拿起桌子上的毛笔和砚台，一番把玩，嘴里念叨着："好东西啊，好东西。老郝，你来看，这些是好东西，值钱。"

黄老太、李护士、李大厨和我一溜烟凑过去，围着看起来，就在大家啧啧称奇时，"放下！"一声呵斥吓得我们直哆嗦。

迎面走来一人，他身着长袍，面戴黑纱，像电视剧里的古人。

黄老太："哎呀，吓我一跳，这人是谁啊？"

老周："不知道，看起来像是蜂农。"

我："请问您是？"

长袍人："庞统，字士元。"

我："庞统？这是哪里？"

庞统："此处乃蜀国耒阳县。"

"蜀国？这是三国？穿越啦？救命啊！"一众人大叫道。

3

这一叫引来了府上的家丁，将我们团团围住，黄老太吓得直哆嗦，李护士都快哭了。

庞统见我们手无寸铁，也并非恶人，便命家丁散开。他走上前来，说道："来者何人？于此作甚？"

大家都不敢吱声，我站出来说道："我们来自未来，穿越到这里的。"

庞统："未来在何处？"

"嗯……未来就是一个很远的地方，在三国之外，我们是未来国的使者，并无恶意。古人云：'两军交战，不斩来使。'"我编造道。

"对对对，未来使者，不斩来使，不斩来使。"老周和黄老太附和道，李护士紧紧拉着大厨的袖子，躲在身后不敢说话。

"哦，有朋自远方来，不亦乐乎。尔等勿怕，吾乃耒阳县令，断不会滥行杀戮之事。"庞统说道。

我努力让自己的头脑冷静下来，努力搜索着三国历史里关于庞统的资料，终于想起了关于他的事情，说道："卧龙、凤雏，得一人可安天下，今日一见，果然名不虚传，佩服佩服。"

庞统："哦？原来，汝等对当下之事也是了如指掌，未请教各位大名。"

我："叫我郝帅吧。"

老周："我叫周杰伦。"

黄老太："我叫黄圣依。"

李大厨："那……我叫李易峰。"

李护士："叫我李冰冰就可以了。"

庞统点头，继续说道："那，郝先生还知道些什么？愿闻其详。"

我："您儿时为人憨厚老实，曾拜见司马徽，在桑树下彻夜交谈，司马徽慧眼识珠，对您大加赞赏，认为南州士子没人可与您并肩的。有了司马徽的称赞，您渐渐为人所知。襄阳庞德公称您为'凤雏'，称诸葛亮为'卧龙'。徐庶对刘备说，卧龙、凤雏，得一而可安天下。

"赤壁之战时，曹操为了让来自北方的士兵习惯颠簸的江面，把战船用铁链连在一起。刘备与孙权两家联合起来，配合黄盖诈降，联军使用了火攻，使得曹营战船着火，曹军士兵死伤无数，曹操大败而回。赤壁之战后，周瑜又击退驻守南郡的曹仁，孙权任命周瑜领南郡太守，可惜不久周瑜暴病而亡。您作为周瑜的功曹，一路送丧到东吴，真可谓是义薄云天。"

庞统听罢，瞪大了眼睛，拉着我坐到椅子上，沏了一杯茶给我，说道："郝先生真乃神人也。"

我实在不习惯说这半吊子古文，便直言说："我们那里和你们这儿说话方式不太一样，我一时半会儿也学不会您这古文，要不我就按照我们那里的方式说，您有什么不懂的再问我，我再解释，成吗？"

庞统："没毛病，老铁。"

我们一行人面面相觑，古人也这么顽皮吗？

庞统喝了一口茶，放下茶杯，叹口气道："实不相瞒，转投刘备也是无奈之举。"

我："坊间传闻，因您贬低周瑜，周瑜是孙权的得力干将，所以才……"

庞统："非也，我与周瑜情同手足，是刎颈之交，怎么会贬低他？"

我："那您为什么转投刘备？"

庞统："我从小浓眉掀鼻，黑面短髯，相貌丑陋，因为对长相的自卑，便不善言辞和交际，大家都说我憨厚老实。我深知知识改变命运，打小就博览群书，知天下万事，晓世间万物。又有幸遇到伯乐司马徽，将我推了出来。赤壁之战后，我来到孙权帐下，原以为能够一展宏图，成就一番事业。谁知这孙权……"

我："孙权咋啦？"

庞统拭去眼角的泪水，哽咽着说："他竟然嫌弃我相貌丑陋，说我猪八戒照镜子，里外不是人，不配加入他们江东男子天团。"

老周凑过来悄声对我说："这《西游记》不是唐朝的吗？"

黄老太："他刚才还说知识改变命运，还有这江东男子天团是怎么回事，三国的时间线有点混乱啊。"

我憋住没敢笑，强忍着对庞统说："孙权居然嫌弃您的外貌？太肤浅了，他看不到您的人品和能力吗？"

"郝先生有所不知，吴国放眼尽是美男子，孙权、孙策、周瑜、陆逊、诸葛瑾，个个都是仪表堂堂。他们早朝议事，宫女们都直流口水。吴国有一个不成文的规定，大臣上街不能结伴而行，因为会引起少女们的追赶，造成交通拥堵，甚至踩踏事故。当年诸葛亮草船借箭，让士卒将船只头西尾东一字摆开，横于曹军寨前。又命令士卒擂鼓呐喊，其实魏军并非担心大雾有埋伏而射的箭。"

我疑惑道："那是什么原因让曹操射的箭？"

庞统："诸葛亮命令士兵大喊：'曹操你个丑八怪，哎，哎，哎，能否别把灯打开。'"

李护士惊呼："薛之谦？"

庞统："诸葛亮命令士兵羞辱曹操的长相，说他矮小猥琐，獐头鼠目，吴国随便抓一个人，颜值都甩他两条街，诸葛亮命人模仿周瑜的声音说'我不开美颜都比你好看100倍',命人模仿孙策的声音说'我再胖100斤也比你受姑娘欢迎',命人模仿陆逊的声音说'我睡觉流口水的样子都比你好看'。曹操恼羞成怒,大喊着'给我射死这群妖娆男'。急调旱寨的弓弩手6000多人赶到江边,会同水军射手,共1万多人,一齐向江中乱射,一口气射了10万支箭,这才便宜了诸葛亮。"

黄老太:"我好凌乱啊,男人攀比起来,就没女人什么事了。"

李护士:"唉,曹操要是帅一点,估计早就一统三国了。"

我:"所以离开孙权后,您就一直戴着面纱不敢见人吗?"

庞统:"是的,我自知相貌丑陋,不敢以真面目示人。投奔刘备后,他也是嫌弃我的相貌,才安排我到这偏远的耒阳,我自然无心工作,不理县务。"

我:"您能不能摘下面纱,以真面目示人?"

庞统犹豫不决,黄老太走过去催促道:"怕啥,自信才是最大的美丽。"

李护士:"就是,身体发肤受之父母,长啥样也不是我们的错啊。"

李大厨:"庞老师,摘下来吧,难不成你戴着面纱过一辈子?"

老周:"老庞,他们说得有道理,你就摘下来吧。"

庞统一番思索后,抬起手准备摘面纱,刚拿了一半又放回去了。

"磨叽!"黄老太说完箭步冲上去,一把拿下庞统的面纱。

庞统急忙用袖子挡住脸。"怕啥!"李护士说完一把拉下庞统的袖子,我们算是看到他的庐山真面目了。

庞统并非世人所说浓眉掀鼻,黑面短髯,相貌丑陋。相反,他皮肤白皙,眉清目秀,虽谈不上玉树临风,但绝不难看,倒有几分书生气息。

我:"挺好的,不丑啊,你们看,是不是?都给评评理。"

黄老太:"是啊,长得像我大学时的初恋王建国。"

李护士："这不是高配版王宝强，低配版吴彦祖吗？"

李大厨："比老周帅。"

老周："嗯……确实比我帅。"

庞统惊讶地看着我们，面露惊喜，突然问道："谁是吴彦祖？"

李护士："你不认识，就是比周瑜、孙策、陆逊还帅的人。"

我："您是否每天都要花大量时间照镜子或者梳妆呢？"

庞统微微侧着脸，说："是的。"

我："您是否觉得自己身上某一处'缺陷'会被别人盯着不放，会被别人讥笑，并为此痛苦不堪？"

庞统："嗯，我两只眼睛不对称，左眼大一点，右眼小一点。孙权一定是看出来了，才讥笑我，刘备也是。"

我凑近一看，盯了好久才发现差异，完全可以忽略。我接着问："您是不是想尽一切办法弥补，比如戴着面纱之类的？"

庞统："我四处寻医问药，想要改变，奈何都不得法，所以就用面纱挡着。如果确实要以真面示人，我就用头发挡住眼睛。"

我："即便用面纱挡住了脸，您的内心还是焦躁不安，并影响到睡眠，茶饭不思，寝食难安，是不是？"

庞统："郝先生真乃神医再世，所说都是我的境况。"

老周："老郝，老庞这是啥问题？"

我："这是躯体变形障碍。"

庞统："何为躯体变形障碍？"

我："指身体外表并不存在缺陷或仅仅是有一些轻微缺陷，而患者想象自己有缺陷，或是将轻微的缺陷夸大，并由此产生痛苦的心理病症。"

老周："他是怎么得上这种病的？"

我："病因不明，通常情况是生物、心理、社会文化多重作用导致的，也和童年遭遇、家庭环境、心理创伤等因素有关。有证据表明，大脑 5- 羟色胺分泌失衡会引发躯体变形障碍，部分心理刺激会加重病情。庞先生性格内向，从小在面容上就受人诋毁，心里一直有个疙瘩，并因此自卑。在孙权那里受到了羞辱，引发了病情，来到蜀国又被冷落，进一步加重了病况。"

庞统"扑通"一声跪在我面前，双手抱拳说道："请先生赐我良方，解我病痛。"

我赶紧扶起他，说道："这里没有5-羟色胺再摄取抑制剂，我只能采用心理治疗，也就是认知行为疗法。首先，通过系统脱敏法让患者暴露在会使他们产生回避行为的情境下，比如集市、军营、医馆等。在进行暴露练习之前，我会适当地选择患者将要面对的情境的难度，梯次推进。其次，庞先生要能正确认识预期焦虑，并开始主动积极地暴露。最后，要持之以恒，不能半途而废。

"我们会陪着您，帮助您停止实施与缺陷有关的强迫性行为，比如照镜子、偏头遮脸等，这样做是为了减轻回避性情境所引发的焦虑。再抓一些助眠安神的药，帮助睡眠，您一定可以重建自信，成就一番伟业。"

庞统热泪盈眶，再次跪地感谢。

4

经过一段时间的治疗，庞统好转了很多，之前的症状基本都消失了，再也没有戴过面纱，也没有重复照镜子的现象，变得自信很多。

那天中午，和庞统饭后聊天。他说："先生医术高明，不应屈居于此，那曹操头上有疾，你何不前去医治，若能治好，必定名满天下。"

我："不不不，还是华佗去吧，他厉害。"

庞统："唉，我虽胸有大志，无奈任职于此，报国无门呐。"

我："不着急，鲁肃会写信给刘备，举荐你，刘备会重用你的。"

庞统："此话当真？"

"绝无半点虚言。"我拍着胸口说道。

话音刚落，家丁急忙跑过来，说信使来报，让庞统急速前去见刘备，有要事相商。

庞统转身看着我，眼睛里噙满了泪水，说："先生果真料事如神，大恩大德，无以为报。"

说完，他从腰间取下一块玉佩，递到我手上说："这块玉佩乃是当年我与周郎结拜时，周郎送我的信物。"

我："周郎？您是说周瑜吗？"

庞统："嗯！'凤'字乃是凤雏之意。这缺的一角，是当年曹操大军南下时，我受周郎之命，向曹操献上连环计，将所有船只首尾相连，才有那赤壁之战。战后，曹操心生杀意，想取我首级，幸亏此玉让我逢凶化吉，替我挡灾，助我逃离曹营。此玉有灵性，能保平安，先生就收下吧。"

我拿着玉，仔细打量着，确定就是之前老周手里的那块，缺口都一模一样。

我："不必客气，现在外面战火四起，您以后还要辅佐刘备南征北战，多有凶险。尤其是一个叫落凤坡的地方，您一定要戴上这块玉，多加小心。"

"不必了，周郎一走，我心已死，往后的路，该怎么走就怎么走吧。既然郝先生不要这玉，我就将它赠予周家后人吧，也算是物归原主。"庞统眼睛再次湿润，他拭去眼泪，用双手捧着我的手，说，"我今日就要离开这里去见刘备，不知何日能与先生相见。"

我从他掌间抽出手，说："嗯……我也要走了。"

他再次捧着我的手，说："先生去往何处？"

我也再次从他掌间抽出手，说："回未来国。"

他挪挪屁股靠近我，把手放在我大腿上，说："如何回去？"

我也挪挪屁股，拉开距离后，挥着手里的玉，说："玉，玉，玉。这玉有灵性，它能带我回去。"

庞统拉着我的手，说："这玉是我送给周家后人的，不能交付于你。先生不如别走了，随我一起成就伟业，建立功勋。"

我急忙推开他，说："不了，不了，我还是走吧。"

他起身拉着我，我执意要走，来回拉扯几个回合后，我一时手滑，玉顺着手缝掉在了地上，只听见一阵清脆的摔落声，我顿时觉得天旋地转，空间错乱，仿佛进入了时空隧道。一起坠落的还有老周、黄老太、李大厨、李护士，我们的声音渐渐消失在无尽的黑暗里。

5

又是一阵清脆的摔落声将我惊醒，老周他们也相继醒来，我低头一看，才发现是手里的玉掉在了地上。一旁的房车和餐桌真是无比亲切，我们终于回来了。

惊喜不过一秒，我突然闻到一阵刺鼻的煤气味，转头一看，是鱼汤溢出来浇灭了炉火，泄漏的煤气如果遇到燃烧着的蚊香，后果将不堪设想，我赶紧冲过去关了煤气。

老周长叹一口气，说："还好关得快，差点被炸死，好险啊。"

李大厨捂着头说道："确实危险，煤气罐要是炸了，我们全得玩儿完。话说，咋睡着了，做了好长一个梦，就是想不起来。"

李护士捂着头说："我也睡着了，做了好多梦，也记不起了。"

我："大家都睡着了吗？头怎么这么晕，是不是食物中毒了？"

李大厨拿起汤锅边上的瓶子说："这不是调料，是什么？"

李护士一把夺过来，低着头对李大厨说："这是我给你准备的安眠药，你不是一直不肯吃吗？我就想着磨成粉，晚上给你放在食物里，刚才清理包的时候拿出来的。大厨你别骂我，我不是故意的，我怕。"说完，李护士哭了起来，大厨一把搂住她，拍着她头不停地安慰。

黄老太："我说怎么放了这么多盐，汤还是淡，原来压根就不是盐，是安眠药。"

老周："你是不是傻，盐和药粉你分不出来啊？差点把我们害死。"

黄老太："一模一样啊，大爷，我哪知道，换你你也看不出来。"

老周："我能看不出来？开玩笑，我没你那么瞎。"

黄老太："来来来，你来看，来看。"

老周和黄老太你一言我一语地吵着。

我捡起地上的玉，拍了拍上面的泥土，刚刚落地又摔坏了一角，现在残缺得更厉害了，想起庞统的话，这玉今天应该是替我们挡灾了吧。

我："老周，你开始不是说把这玉送给我吗？反正又摔了，你肯定也不要，我就收下了哈。"

老周过来边抢玉边说："开什么玩笑，不找你赔就不错了，还给我。"

我："放手，这原本就不是你的玉，这是庞统送给我的。"

老周："啥玩意儿？庞统？丑八怪？"

我："你才是丑八怪，他是高配版王宝强，低配版吴彦祖。"

我与老周扭抢在一起，满脑子都是庞统。

老郝说

你是否有这样的朋友？他们非常在意自己的样貌，常常试图用衣服、帽子、墨镜去遮挡自己认为的外表缺陷。同时，他们非常介意别人的目光，有的人甚至因为担心自己的相貌不好而过度整形，或者足不出户。实际上，这些行为都是躯体变形障碍的症状。

根据DSM-5，有躯体变形障碍的个体会过度担心感受到的躯体特征上的缺陷，并沉湎于这种感受。也就是说，他们把精神过度集中在自己想象出来的外表缺陷上，并且感到非常痛苦，甚至影响了工作、社交、生活等方面。

躯体变形障碍的产生可能受到多重因素的影响，比如神经生物学因素、遗传因素、社会文化因素和心理因素。因为躯体变形障碍对患者产生的影响过大，很多患者不敢出门，甚至过度节食，对身心造成了严重的伤害，所以应尽快劝患者进行治疗。除药物治疗外，心理治疗以认知行为疗法为主，比如系统脱敏法、暴露疗法都能产生一定的效果。

如何让他回心转意

1

周三，李护士早上发了一条朋友圈："祝我家大厨生日快乐，谢谢你送的礼物，很喜欢，爱你。"配图是一款 LV 的包。

包护士评论："他过生日，不应该你送礼物吗？"

李护士回复道："我送了啊，我送的是祝福，你没看到我说祝他生日快乐吗？"

包护士："……"

老周评论："那你过生日，是不是要送大厨礼物？"

李护士回复道："我过生日，当然是他送我礼物。"

老周："……"

2

中午吃饭的时候，包护士和老周就闹着要给李大厨过生日，必须热热闹闹的。可能是他们看不惯李护士的做法，给李大厨打抱不平吧。

老周："大厨在咱们单位上班这么多年，工作上任劳任怨，人也踏实能干，这么优秀的一个同志，过个生日连蛋糕都没有，我不答应。"

包护士："就是，今天必须给大厨安排得明明白白的。"

老周："对对对，我们 AA 制，不能让大厨出钱。先去吃饭，火锅、烤鸭一起上。吃完饭去 KTV，谁也不准和大厨抢话筒。唱完歌再吃消夜，去海鲜馆吃蒜蓉烤生蚝、喝扎啤，大厨吃最大的生蚝。吃完消夜再去洗个脚，喊两个技师……"

我："我看你这样子，很老练嘛。"

老周："别瞎说，我可没去办卡充值。"

包护士："办什么卡？"

老周："求你们别问了。"

我："明天还要上班呢，洗脚什么的就算了吧。"

包护士："嗯，我同意。"

老周边吃饭边说："好啊，只要大厨高兴，怎么安排都行。"

3

下班后，老周去停车场取车，李护士、包护士、李大厨和我在大门口等他，准备直奔火锅店。

老周的车开到医院大门口，我们迈步走过去，准备上车。此时，前面有一辆面包车里突然发出一声"啊"的大叫。

我们都被惊住了，还没反应过来咋回事，突然面包车车门被猛地推开，冲出一个浑身是血、挥舞着擀面杖的人。他身着白色 T 恤、灰色短裤，脚穿一双人字拖，鲜血从额头往下流，半张脸都是血，身上也全是血迹，看起来挺瘆人的。

他跑到马路对面的绿化带，对着正在遛狗的姑娘大喊道："来啊，你来啊。你们不是想杀我吗？来啊，我今天跟你们同归于尽。"

姑娘不知所措，急得都快哭了，环顾四周后大叫道："我不认识你。"

男子继续挥舞着擀面杖，大喊道："我认识你，你跟踪我这么久，以为我不知道吗？你们不就是想要我的命吗？来拿啊，我今天就成全你们。"

姑娘哭着大喊："救命啊！救命！救命啊！"说完拿着手机准备报警。

男子冲上前去，一把夺过手机，扔得远远的，继续对着姑娘大喊道："想叫你的同伙？没那么容易，今天不是你死就是我亡。"

姑娘身边的哈士奇智商瞬间上线，对着男子就是一顿大叫。

我拉着老周，说："老周，走，咱们去帮助她。"

老周有点犹豫，说："这架势，咱们不是他的对手吧。"

我："我先将他引到门卫那里，你和李大厨再用安保工具将他制住，李护士赶紧报警。"

李护士和老周点头说道："好。"

老周和李大厨直奔门卫室，我跑到男子面前大声呵止道："住手。"

男子被我一惊，立马冲上去控制住姑娘，他用左胳膊将姑娘的脖子勒住，右手挥舞着擀面杖，大喊着："你别过来，你再靠近一步我就杀了她。"

我对他大吼道："警察马上就来，你冷静一点儿，别伤害她。"

男子转身看了我一眼，恶狠狠地说："你们是一伙儿的，你们跟踪我，不就是想杀我吗？我今天就跟你们拼个你死我活。"

我继续稳住他的情绪，说："有什么事情可以通过法律途径解决，你这样做是解决不了问题的。"

姑娘哭着说道："我不认识他，我根本就不认识他，救救我，救救我。"

男子："别跟我说法律，你个糟老头子，坏得很。"

我："我就是个路人，不认识你，也不认识这个姑娘。这姑娘也不认识你，你这样对一个无辜的女孩，合适吗？"

男子继续歇斯底里道："放屁，你们是一伙的。跟踪我这么久，在我的饭菜里下毒，在楼顶朝我扔花盆，剪断我车子的刹车线，你们做这些不就是想要我的命吗？你放心，就算我死了，也要拉着她陪葬。"

说完，男子的手勒得更紧了。姑娘挣扎着，喘不过气。

男子表现得很紧张，神情变得更加恍惚，说话也毫无逻辑，看起来精神有些不正常。老周和李大厨在门卫室，拿着绳子和控制叉严阵以待。

我心生一计，说："对，你说得都对，我们就是来杀你的，今天你休想活着离开。你给我等着，我这就去找人，非砍死你不可。你就在这儿勒住她别动，别动啊，我这就去喊人。"

说完，我朝门卫室跑去，男子果然中计了。他将姑娘推倒在地，挥舞着擀面杖朝我跑了过来，嘴里喊着："你别跑，王八蛋，看我怎么打死你，别跑。"

我跑进医院大门，男子紧跟着进来了。李大厨从身后一把将他摁倒在地，死死地压在身下。老周拿出绳子，想将他手拉到后背反捆住，但尝试多次都失败了。

男子继续挣扎着，大喊道："王八蛋，你们偷袭我，想杀我没那么容易，老子跟你们拼了。"

即便是老周和李大厨两个人一起，都压不住他，男子发了疯似的挣扎着。男子挣脱开李大厨，一脚将大厨蹬开，又一拳打在老周脸上。他站起来，操起擀面杖准备打我。

这时候，警察赶来了，警察掏出电击枪对准男子，只听见"嘭"一声，紧接着是"吱"的电流声，男子应声倒地，抽搐着。

男子被带回了警察局，我们长舒一口气，总算有惊无险。

4

老周和大厨身上都有擦伤，回到办公室，李护士、包护士拿来药水和工具，给他们处理伤口。

包护士："刚刚好险，吓得我在车上都不敢吱声。"

李护士："是啊，多亏了我家大厨，机智勇敢，不然的话，后果不堪设想。"

李大厨："这算啥，他就那点三脚猫的功夫，收拾他绰绰有余。"

李护士："哇，爱你，大厨棒棒哒！"

老周："全靠我好吗？要不是我，大厨能将他摁住？"

李护士："你绑个绳子都费劲，弄了半天都没绑上，还好意思说。"

老周："我那是不想伤着他，人道主义你懂吗？"

包护士："还人道主义呢，命都差点没了。"

我："好了，别斗嘴了，现在还有点时间，我们还出去吃饭吗？"

老周："去啊，为什么不去？我正好喝点酒压压惊。"

李护士："应该去，吃点好的，给大厨补补。"

包护士："我同意。"

我们整理了好久，终于收拾好，来到大门口，准备上车去吃饭。

刚上车，迎面又走来一位花白头发的老太太，挡在车子面前，双手摁在引擎盖上，大喊道："别走，你们都别走，给我下车。"

"有完没完？"我们异口同声道。

5

我们下了车，看这位老太太手无寸铁，衣着光鲜，也就放下了戒备心。

我："请问，有什么事吗？"

老太太突然跪在我面前，眼泪稀里哗啦地流着，哭着说："我求你们了，救救我的孩子吧，求你们了，救救他吧。"

我们被这突如其来的一幕惊呆了，赶紧扶起她。李护士递上纸巾，包护士扶着老太太，来到一旁的门卫室坐下，李大厨倒了一杯水给她。

我："你别急，有什么事，可以跟我们说。"

老太太："我儿子，你们救救他吧。"

我："你儿子是谁？"

老太太："就是下午挟持姑娘，被警察带走的那个人。"

老周："哦，是他啊。警察把他带走了，你应该去警察局，这个我们也帮不了你。"

老太太："我去警察局了，警察说案件还在进一步审理中。"

我："对啊，你等结果就是了。他也不小了，要为自己做的事情负责，把那个姑娘吓得可不轻，老周和大厨为了制伏他也都受了伤，要是我们没有出手相救，那个姑娘可能已经凶多吉少了。"

老太太："我知道，他是罪有应得，我不是求大家放过他。"

我："那你找我们所为何事啊？"

"警察说，我儿子吸毒，精神有问题，你们是治精神病的医生，我求你们给他看病，治好他，不要让他再吸毒了。毒品沾不得啊，会要人命的。"老太太说完，又大哭起来，说，"都怪我，没有教育好他，我害了他。"

我："你孩子是怎么染上毒品的，能不能说说？"

老太太喝了一口水，平缓情绪后，说道："我叫刘慧芳，我老公十年前病逝了，他以前是副镇长，我是国企会计，那几年我们家庭条件还行。我孩子叫杜浩然，今年33岁了。他打小就聪明，8个月就会走路，2岁就会背好多古诗，3岁就会写自己的名字。上学后学东西都是最快的，年年都是三好学生，高考全校第三名，大学里年年拿奖学金。他父亲有文化，对孩子要求很严格。我们家里从来没有买过电视机和电脑，就是为了给他一个良好的学习环境。浩然直到大三才有的手机，大四才给他买的笔记本电脑。亲戚朋友都夸这孩子将来会有大出息，是干大事的料。"说到这些，刘大姐脸上都是骄傲的表情，不过这表情并没有持续太久便消失了。

"十年前，也就是浩然刚刚大学毕业那会儿，一场大病要了他爸的命，我们家的天都快塌下来了。为了治病，几乎花光了家里的所有积蓄，还欠了亲戚很多债。为了多挣点钱还债养家，我一个人做了三份工作，白天在国企做会计，晚上兼职给私企做账，周末还要去制衣厂打零工。他爸走后，我加班加点地工作，和浩然相处的时间很少，感情上疏远了很多。浩然毕业半年后，去了一家软件公司上班，他每天都加班，才做了一个月就辞职了，说要和朋友创业，开了一家奶茶店。我原本攒了六万块钱准备还账，他说要用这个钱创业，等他赚钱了，就给我还账，让我过上好日子。我也没想什么要他养老，只是觉得一直挺亏欠孩子的，也算是支持一下他，就把六万块钱都给他了。奶茶店因为位置没有选好，几个合伙人也不和，开了三个月就关门了，六万块钱的投入，最后只剩下一万块。

"我没有责怪浩然，我知道他很努力，失败了他也很难受。从那以后，他找了一份工作，做网页维护。上班朝九晚五倒也轻松，就是待遇不好，工资除了他自己的开销，也剩不了多少。那段时间，他经常晚上回家很晚，有时回来一身酒气，我一再追问之下，才知道他去酒吧兼职卖酒。有时候客人会敬酒，他不得不喝，这一晚上下来，要喝不少。我让他别去了，他不听，说这个来钱快，之前糟蹋了我的辛苦钱，他觉得对不起我，要挣钱给我还账。我知道这样下去肯定会出事，但是拦不住他，就只能劝他少喝点。半年后，他就遇到这辈子最大的劫难。"

刘大姐沉默了一会儿，死死地握着手里的杯子。我们都没说话，只是安静地陪着她。五分钟后，她开口了。

"半年后，浩然经常几天几夜不回家，打电话给他，不是说在上班，就是说在酒吧工作。问他晚上干什么去了，他说兼职生意好，下班时间晚，第二天还要上班怕起不来，就直接住公司了。一开始我还相信，可是到后来我就觉得不对劲了。他一回家就把自己关在屋子里，饭不吃，也不和我说话，不知道他在屋子里干什么。直到有一天，他上班后，我去他屋子里查看，在鞋柜里找到了一个塑料盒，里面有个透明瓶子，瓶子上有吸管，下面有火烧过的痕迹。直觉告诉我，这东西不简单。我旁敲侧击地咨询了同事，他们说这是吸毒工具。我吓坏了，但又不敢直接问他，便在窗户框边撬了一个缝，晚上他回家后，又把自己关在屋子里，我透过缝隙，看到他用火烤瓶子，对着管子吸气。我气不打一处来，狠狠地踹房门，对他破口大骂。他不开门，我就威胁他，说不开门我就割腕自杀，这样他才开了门。我先是一阵捶他，然后用扫帚打他，他啥也不说，就是傻傻地站着哭，我们母子俩抱着哭了好久。

"我以死相逼，浩然终于说出了事情的原委。他在酒吧兼职卖酒的三个月后的一个晚上，卡座有一桌客人很豪爽，要了他三箱啤酒、两瓶洋酒，还不断打电话喊人过来喝酒。浩然想等客人来了后再卖点酒，就挨个儿给客人敬酒，一圈下来也快醉了。这群人的老大叫猫哥，猫哥跟浩然称兄道弟，又是加酒又是加微信，说有事就找他，谁也不敢欺负浩然。浩然很激动，以为遇到贵人了，几圈下来就喝大了。这时，猫哥神神秘秘地从兜里拿出一支烟，递给浩然，说这是进口烟，兄弟们都抽这个，不抽就是不认他这个大哥。浩然本来不抽烟的，但实在不好推辞，就抽了。他说那支烟的味道很奇怪，让他觉得恶心难受，抽完后他借着酒劲儿就去厕所吐了。

"那一晚，猫哥买了浩然1800元的酒。第二天猫哥又在酒吧，浩然主动去打招呼，猫哥照样买了很多酒，酒过三巡，像昨天一样，猫哥递过来一支烟，浩然早已卸下防备，便抽了。这次抽烟的感觉比昨天好，不那么难受。那一夜，猫哥又买了2100元的酒。第三天，猫哥又在，照样喝酒抽烟，这次浩然完全没有抵抗力，沉浸在香烟的迷幻里，从此无法自拔，就这样一步步染上了毒品。

"如此几次之后，猫哥只是偶尔出现，也不怎么买酒了。浩然知道自己染了毒，但是毒瘾来了却控制不住，那种感觉就像一万只蚂蚁在皮肤下钻，每一个毛孔都像火山口一样炙热。不到三个月的时间，浩然之前存的钱就被他抽完了，还欠了朋友不少钱。

"那次我发现他吸毒之后，劝他去戒毒，他说需要点钱去还外面的债，还完就去。我相信了他，并且把家里的现金都给了他。他这一出去就是半个月，其间音信全无，打电话关机，公司也没人，我不敢报警，我怕警察把他抓进去。半个月后他回来了，整个人消瘦了许多，眼窝深陷，蓬头垢面。我再次以死相逼，他才说出实情，原来这段时间他吸毒去了。他发誓这是最后一次，求我再给他一次机会，明天就去戒毒所，我再次相信了他。第二天一大早，我出去买菜，回来就没看到他人，同样打电话不接。紧接着，我手机收到短信提示，我卡里的存款被全部取走了。我知道是浩然做的，我怕他坐牢，没选择报警。

"一个月后他回来了，整个人跟行尸走肉一样。他跪在我面前，声泪俱下，说他在外面欠了很多钱，不还的话，猫哥要找人砍他的手脚，求我一定要救救他，说他再也不敢了。我就去找亲戚朋友借钱，能借的都借遍了，总共筹到 2 万块。他拿着钱，发誓再也不会吸毒了，要主动去戒毒所，出来后好好上班，还给我做了晚饭，打洗脚水。

"经过前两次，我不再相信他了。早上我假装出去买菜，我前脚一出门，他就走了。我悄悄跟着他，来到一个脏乱的出租屋，透过门缝，我看到浩然正在付钱买毒品。我让他开门，他不听，反而躲进了里面的小屋。

"就这样，他一次又一次欺骗我。为了筹毒资，他甚至偷偷将房子卖了，我只能租房住。这一吸就是好几年，我是一点办法都没有。刚开始他还求我，说好话，后来直接威胁我，用刀架在脖子上要我拿钱给他。

"从去年开始，他整个人都变了，有时候很冷漠，有时候又情绪高昂，容易发脾气。每次吸完毒就会胡言乱语，说有人在监视他，要害他，经常对着大街上的人大喊大叫，拿着刀在家里乱舞，说要砍死那些人。我朋友说他这是脑子坏了，是精神病。我将家里的刀都藏了起来，就怕他干傻事。

"今天下午他就是因为吸毒出现幻觉，说有人要杀他，厨房里没有刀，就拿着擀面杖出来了，才闹了这么一出。"

6

听到这里，我真不知道该说些什么，这位妈妈经受了太多的苦难，那些伤痛不是几句安慰就能抚平的。

"多好的孩子啊，真是被毒品给害了。医生，求求你，一定要救救我的孩子。"刘大姐哭着对我说道。

我递给她一包纸巾，待她情绪平复后说道："这个冰毒啊，又叫甲基苯丙胺，隶属于苯丙胺类药物，是一种会对大脑及中枢神经系统产生强烈刺激的兴奋剂，长期使用者会出现被害妄想症、焦虑、抑郁、幻视、幻听、幻觉和暴力行为，最终演变成精神病。这种情况被叫作苯丙胺类精神病，常被误诊为偏执型精神分裂症，单纯按照精神分裂来治疗是没有效果的。尤其是一次性大剂量吸食冰毒后，吸食者会被大脑里的错误信息控制，出现意识障碍，尤其是恐怖性幻视幻听以及被害妄想，更容易导致暴力行为，甚至杀人、自残或自杀行为。"

"那他还有救吗？"刘大姐问。

"有，不过这不是单纯通过吃药就能解决的。苯丙胺类精神病是一种顽固性的慢性疾病，药物治疗只能针对疾病本身，当患者回归社会后，一旦有机会接触到毒品，很容易复吸，之前的治疗也会功亏一篑，让病情恶化，并且加大再次治疗的难度。整个过程需要患者本人、家庭、医院、戒毒中心默契配合，身体脱毒、心理脱毒以及心理治疗一个都不能少，尤其是患者本人对于戒毒的意志和决心，对于康复特别重要。"

那天晚上，我和刘大姐聊到了 11 点，我告诉了她很多注意事项和需要预防的问题。老周、李护士、包护士和李大厨也纷纷建言献策，让刘大姐备感踏实，走的时候直说谢谢，夸我们是好人。

7

老周一看时间，说："离明天开始还有半个小时，要不我们继续给大厨过生日？"

包护士："对，我晚饭还没吃呢，咱们去吃顿好的。"

李护士："嗯，一定要给我家大厨过生日。"

我："我没意见。"

老周："那就赶紧出发吧，过了12点许愿就不灵了。"

我们赶紧上车，刚开到大门口，草丛里突然蹿出一个人，死死地趴在了引擎盖上。我们朝他摁喇叭，他也没反应。

老周："乖乖，还有完没完了？"

李护士："天啊！不会又遇到精神病患者了吧？"

包护士实在饿得慌，卷起袖子说："今天谁敢拦着我吃饭，我跟他拼了。"

说完便拉开车门准备下车。门外一阵浓烈的酒气扑鼻而来，包护士冲上去一脚将男子踹开，男子"哎呀"一声重重地摔倒在地上，捂着腰问道："谁踢我？"

老周疑惑道："这声音好耳熟，好像是院长。"

男子转过身，还真是院长，我们一行人赶紧夺路而逃。

老周赶紧倒车跑路，刚刚挂上挡，就被院长拔了车钥匙。

"不是我，救命！"漆黑的夜空传来了老周撕心裂肺的呼喊。

老郝说

· ·

吸毒在心理学的范畴里属于物质滥用障碍，所谓物质滥用是指个体对酒精、烟草、大麻、致幻剂等物质长期大量、过量地使用，并且对这些物质产生了强烈的渴求与耐受性，导致使用剂量不断增加，在脱离这些物质时出现戒断反应。吸毒的人是为了获得愉悦的感觉，从进化心理学的角度来讲，人们会通过不断进步获得愉悦感，但有的人无法进步时，还想维持愉悦感就会选择借助毒品的力量。

　　吸毒会对人体产生很大的危害，比如对肝脏、肾脏、心脑血管产生损害，冰毒还会引起高血压、心率加快，甚至导致猝死的情况出现，长期吸毒会使神经系统出现不可逆转的病理性改变。

疑神疑鬼的人

1

年关将至，年味渐浓。"医者任性"微信群里的红包越来越多，越来越大。作为群主，对待红包，我历来都坚持"人发我抢，打死不发"的八字方针。就这样闷声发大财将近一个月，终于犯了众怒，大家纷纷要求我发红包。我果断退群，他们又把我拉了进去，我再退，他们再拉，如此反复七八次后，他们终于触碰到我的底线，我在群里怒了。

我："你们这样是触碰我的底线，要是再这样的话，别怪我……"

老朱："老郝，咋的，要发大招？"

我："别怪我再降低底线。"

老朱："吓我一跳，你说你，抢了一个月红包，一个也不发。只进不出，你是貔貅啊？"

我："我要是貔貅就好了，那么多毛发，让人羡慕嫉妒恨。"

老朱："不是就赶紧发红包，别磨叽。"

我："我没钱，真的。"

老朱："你之前抢了那么多，怎么会没钱呢？"

我："我都发给家族群里的小孙子了。等下次有了，我也给你们发点吧。"

"嘿，这话听着怎么怪怪的。"老杨也跟了一条语音。

"老郝，这样吧，你来组织大家吃年夜饭，时间、地点你定，菜钱 AA，酒你出，这个要求不过分吧。"老朱提议道。

"对对对，没毛病。"

"我赞成。"

"我没意见。"

"准奏。"

"安排。"大家纷纷响应，就差我表态了。

话都说到这个份儿上了，我也确实没理由推托。我说："好吧，周四晚上7点，尚品肥牛，我把我珍藏的好酒拿来，能来的尽量来，大家不醉不归。"

"群主威武！"

"老郝霸气！"

"郝哥局气！"

"郝爷给力！"

大家纷纷给我点赞。

2

周四晚上，我早早地到了尚品肥牛，点好菜等他们。半个小时后，人到得差不多了，有六七个，其他几个加班来不了。

老杨："老郝，你的酒呢？"

老朱："对啊，是二锅头还是江小白？"

老马："怎么可能，老郝出手，不是五粮液就是茅台。"

老白："白酒劲儿大，红酒吧，八二年的拉菲。"

我拿出袋子摆在桌子上，众人纷纷围上来，打开袋子，惊呼道："料酒？"

"料酒，料酒也是酒。"我笑着解释。

"老郝，真够绝的，吃饭带料酒我还是头一回遇到。"老朱摇着头说。

"我家里没别的酒了，你们知道我滴酒不沾，就这料酒最珍贵，是我学生送我的，王致和的，中华老字号。"我说。

老朱："你家就没别的带酒味儿的吗？这也太清淡了。"

我："有啊，医用酒精，还有一瓶没开封呢。"

老朱："得得得，你这酒啊，我们是喝不到了，还是整点二锅头吧。"

老杨："就是，老郝你就没打算让我们好好喝酒。"

我还真是没打算让他们好好喝，这几个人都喜欢劝酒，坐一桌必须喝倒下，我实在惹不起。

3

在我的坚持下，他们最终喝了红酒，进口拉菲，500多块一瓶。酒过三巡，气氛越来越高涨，从人生事业聊到诗和远方，最后又回到家长里短，什么陈芝麻烂谷子的事都翻出来了。幸亏大家喝的是红酒，白酒的话肯定开始掀桌子了。

老杨："你们能不能下快点，养鱼呢？"

老朱："你懂个屁，这是红酒，要慢慢品，喝前摇一摇。"

老马："喝就完事儿了，还摇一摇，你咋不扭一扭，舔一舔，泡一泡呢？"

老白："红酒得配牛排，不是配肥牛，完全两码事儿。咱们这儿跟烫火锅似的，咋配得上红酒呢。"

我："要不咱们换成料酒？"

老白："别别别，求你了，还是红酒吧。"

说完，大家举杯，一饮而尽。

老杨："说个趣事儿，前几天我遇到一个患者，说自己脑子不舒服，有脑血栓，听说红酒可以软化血管，一天喝两瓶，见着我的时候整个人都是迷糊的，一身酒气。"

我："那他到底有没有脑血栓？"

老杨："有啥啊，检查做完，我拿结果给他看，人家就是不信，说医院的检查不准，要我开别的检查单。"

我："那你开了吗？"

老杨："开啥啊，钱多没地花，捐给希望工程，再说了这不是浪费医疗资源吗？"

我："后来呢？"

老杨："第二天他又挂了我的号，非得开别的检查单，我不开，他还在那里不依不饶，非说我见死不救。"

我："他没在你那里撒泼吧。"

老杨："那倒没有，后面的患者等着，他说了几句见我没理就走了，估计找别的医生检查去了。"

老朱吃了一口菜，放下筷子，一抹嘴说道："好巧，我上个月也遇到这样一个患者，说自己有肿瘤，头痛心悸，我给他开了检查单，做下来啥事儿没有。"

我："是来确诊还是怀疑啊？"

老朱："纯怀疑，自己啥毛病没有，也是觉得脑袋不舒服。他家以前有老人得过颅内肿瘤，就疑神疑鬼，非说会遗传，自己琢磨着到他的年纪差不多该发病了。他自己都诊断了，还要医生干吗？"

我："那他的症状符合颅内肿瘤吗？"

老朱："啥症状啊，就说感觉脑子不对劲，一问他吧，也说不出个一二三。关键是开了检查单，没毛病，人家照样不买账，说他的判断没错，机器肯定错了。以前找我的人，查出没有肿瘤，一个个都欢天喜地的，就他垂头丧气。我都纳闷儿，他万一查出肿瘤，会不会高兴得蹦起来。"

老马边剥花生边说道："这有啥奇怪的，我也遇到过，之前有个患者，说头痛得不行，自己断定是高血压引起的，我也量了，根本不是高血压。人家说都吃了半个月的降压药，是吃完了才来找我开的药，说吃出毛病他负责。"

我："他怎么断定自己得的是高血压？"

老马："和身边的人对比啊，问那些卖保健用品的推销员。现在

251

推销保健品的人也是有手段，但凡来听课的人，第一天发面条，第二天发鸡蛋，第三天发食用油，第四天才开始卖东西。"

我："效果咋样？"

老马："老年人是信得巴心巴肝的，现场都卖疯了。"

老朱："这有啥，我之前听说，人家直接将老年人拉到云南旅游去，回来再推销东西，花出去的钱都翻着倍往回滚，管用着呢。"

我："你刚刚说的那个患者后来怎么样了？"

老马："还能咋样？几堂课下来，买了人家几千块的降压药和降压仪，回家一顿猛吃，结果头还是痛。"

我："这没病也得吃出病。"

老马："人家说了，有病治病，没病强身。"

一直在玩手机的老白终于放下手机，说道："你别说，我也遇到了一个。"

大家异口同声道："不会吧。"

我："你也遇到一个头痛的患者？"

老白："怎么可能。"

我："我就说，不至于这么邪门吧。"

老白："我遇到的患者是颈椎痛……引发的头痛。"

我："这不还是头痛吗？"

老白："患者说他是个厨师，这么多年切菜炒菜，一直低着头，伤了颈椎，脖子不吃力到快断了，大腿也发麻，担心以后会瘫痪。"

我："结果呢？"

老白："检查了，啥事儿没有。完事儿还不信我，也是要继续检查，我不答应，他差点没哭出来。"

我："后来呢？"

老白："我拍着胸口说没事儿，他不信，非要继续做检查吃药。我没辙，给他开了一点钙片，这才走的。"

我："你们怎么都遇到这样的患者，我咋没遇到过呢？"

老白："你干了这杯，明天就能遇到。"

我："去你的。"

老朱突然放下筷子说道："你们说，咱们遇到的不会是同一个人吧？"

老白："有可能，你们遇到的那位叫什么名字？哦，不对，这是人家的隐私，咱们还是别讨论了。"

众人纷纷点头道："对对对！"

老白举起杯子说："班照上，酒照喝，干杯。"

"干杯！"

第二天，我们都迟到了。

4

我到单位只觉得脑袋疼，太阳穴发胀，不知道是昨晚喝多了还是没休息好。刚刚坐下，屁股还没坐热，李大厨一推门进来了。

李大厨："郝医生，你可算来了。"

我："咋啦大厨？"

李大厨："给你打电话你不接，人也不在。"

我："我手机没电了。"

李大厨："郝医生，你身上怎么这么大股酒味儿，昨晚喝啦？"

我："喝了点，昨晚朋友开了一个进口红酒品酒会，都是珍藏版高档的红酒，我稍微喝了点。"

李大厨嗅了一下，说："是假冒的拉菲，原产地是江浙一带，这味儿我一闻一个准。"

"你……你确定？"我一脸尴尬。

李大厨："确定，我天天闻这个味道。你朋友怕不是傻子吧，这种假酒也就 40 块一瓶，高档就不说了，不中毒算你们走运。"

我："你……你怎么知道这些的？"

李大厨："我爸爸天天喝这玩意儿，拦都拦不住，让他买点好酒吧，他又嫌贵。"

我："没喝出问题吧？"

李大厨："我怀疑他把脑子喝坏了。"

我："别瞎说，开什么玩笑。"

李大厨："是真的，他在上厕所，等着你给他瞧病呢，等一下就过来。"

话音刚落，有人敲门。

"狗剩，在里面吗？"

我一脸诧异，道："狗剩？"

李大厨摸着脑袋，笑嘻嘻地说："我爸喊我的小名呢。"说完起身去开门，他爸走进来了。

"是大厨的父亲吧，你好，我是郝文才，您久等了，实在抱歉。"我说。

"没事没事，我有的是时间。这娃是啥大厨啊，叫他狗剩就行啦。"老李乐呵呵地说道。

"爸，小时候的事，能不能别说了。"李大厨拉着他爸爸的袖子，悄声说道。

"有啥不能说的，这孩子小时候不好养，体弱多病，我请算命先生看了，算命先生说取一个贱俗的小名，孩子的命就不金贵了，好养活。果不其然，叫狗剩之后，真没生啥病了，一路带到大。"老李回头对李大厨说，"你还嫌弃这名字，没这名字，你命早都没了。"

"好好好，狗剩狗剩，你高兴就行。"大厨附和道。

"老李，我听大厨……哦不，是听狗剩说，你找我有事？"我递把椅子给他，边倒水边说道。

"是的，郝医生，我身体不舒服，只怕是摊上事儿了。"老李说。

"什么症状？"我问。

"脑袋痛。"老李回答。

"你能不能说说具体表现是什么？"我继续问道。

老李拿起水杯，喝了一口水，说道："半年前吧，我的脑袋开始痛。尤其是在早上起床的时候，痛感很强烈。发作的时候一左一右的，好像没啥章法。"

"除了这些还有别的症状吗？"我进一步问道。

"有时候会失眠，食欲也没以前好了，其他的症状也有，但都不明显。"老李回答。

我隐约感觉应验了老白昨晚的话，心里默默地怒骂他一百遍。

"去医院看过吗？"我说。

"看过一些医生，都没治好。那些医生不行，查不出个一二三，还没耐心，多问几句就烦了。开的药也是不痛不痒的，吃了等于没吃。"老李不满地说。

"家族有没有相关遗传疾病？"我问。

"你总算问到点子上了。"老李压低了嗓门儿，用手指着脑袋，悄声说道，"我一直没敢跟孩子说，我这里长了东西。"

我："什么东西？"

老李："瘤。"

我："你怎么知道的？"

老李："我家里有长辈，就是长那玩意儿，半年前刚走的。这就叫遗传，我是长子，跑不掉的。"

我："之前不是查过吗？医生怎么说？"

老李："查过，医生说没有。"

我："这不挺好吗？那你还担心什么？"

老李："那东西现在还没有长大，机器查不出来，但我肯定它已经发芽了。等长大了机器再查出来，就晚了，必死无疑。"

听老李说这些，我深深地怀疑昨晚在饭桌上，大家说的就是他。

我："老李，之前你在哪里做的检查？"

老李："省医院，治肿瘤的那个朱医生。"

我："哦，还找哪些大夫看过？"

老李："三医院的杨大夫，市二院的马医生，省医院的白大夫，市一院的高医生，区医院的牟院长……哎呀，太多了，记不起来了。"

我："你都是去确诊肿瘤的吗？"

老李："也不全是，也挂别的科室。医生都说没肿瘤，我也得排除别的病不是？"

我："哈哈，你还挺注重身体健康的。"

老李："这人一上了年纪啊，毛病就来了，不是死在这个病上，就是死在那个病上，横竖都是死，我就是想早点确诊，能多活一天是一天。我们家有老人就是死在脑瘤上，我越想越觉得该轮到我了。"

我："你以前做什么工作的？"

老李："我以前做厨子的，那会儿吸的油烟多，肚子里环境差。"

我："你平日里运动吗？和朋友跳跳舞，旅旅游什么的？"

老李："我历来嘴笨，不会说话，也不会为人处世，性格内向，没啥朋友。以前也就三个牌友，去年死了一个，现在想打麻将都凑不齐人。"

说到这里，一直站在一旁的李大厨说话了："去年死的那个是我吴叔，脑梗，走得很突然。我爸本来承受力就差，这一吓，更怕了。"

老李拍了一把大厨的屁股，怒气冲冲地说："老子是怕吗？老子是不想给你添麻烦，这小兔崽子，不识好歹。"

"好好好，是我的错，行了吧。你说你脑子里就算有东西，来精神病院看大夫干吗？这不是病急乱投医，牛头不对马嘴吗？"

"你懂个屁，老年抑郁也会引起头痛，我是来看老年抑郁的。"老李没好气地说。

说到这里，我基本已经知道是什么情况了。我说："老李，这样吧，针对老年抑郁有一套量表，你先去做个测试，完事儿我们再诊断，怎么样？"

"行，我这就去。"老李说。

老李走后，大厨凑过来说："郝医生，你实话跟我说，我爸脑子是不是有问题？是不是精神病或老年痴呆？"

我："瞎说什么，别吓唬自己。"

李大厨："那他到底是怎么回事？"

我："你爸这是疑病症。"

李大厨："啥玩意儿？疑病症？"

5

李大厨拉着我手说："这病不严重吧，会出人命吗？"

我："别急，听我给你解释。这个病不致命，也不复杂。"

李大厨："我不急不急，你说吧。"

我："疑病症又称疑病性神经症，属于躯体形式障碍，指患者相信自己患有一种或多种疾病，患者往往会反复就医，通常发生在50岁左右。"

"啥意思？"李大厨疑惑道。

"患者有着牢固的疾病观念，检查结果并不能打消患者的疑虑。患者也会因为医生没有给予相应疾病的医学解释而加重疑虑。"我解释道。

"那为什么我爸会坚信自己的脑子里有瘤呢？"李大厨不解地问。

"这么说吧，疑病症患者通常性格孤僻内向、固执敏感，有受暗示性强的人格特征。你爸应该性格偏内向，没啥朋友，加上亲人和朋友都因脑疾去世，加重了他的疑病观念，所以才会看这么多医生，做这么多检查。"我耐心地说。

"说来还真是这样，那该怎么治疗呢？"李大厨追问道。

"心理治疗为主，药物治疗为辅，结合一些社交，培养点爱好。我结合他的情况，开一些抗焦虑和抑郁的药，你去预约心理咨询。等会儿他来了，我再跟他聊聊，这点毛病，不是啥大问题。"我说。

"哦哦，吓死我了，谢谢你啊郝医生。"李大厨感激地说道。

"客气啥，那什么，今晚我值班。"我赶紧说。

"明白，酱肘子安排上！"李大厨乐呵呵地说道。

6

我拿出手机，打开昨晚的聚餐微信群，发消息。

"刚刚遇到一个患者，说脑袋疼，久治不愈。"

"你瞧，我说什么来着，昨晚干杯后，轮到你遇上了吧。"老白回复道。

"哟，恭喜恭喜。"

"老郝有福了。"

"老郝中奖啦，请客啊。"众人纷纷奚落道。

"我说我诊治不了，但我认识能够治好他的医生，患者让我推荐，我寻思着推荐谁呢……"

刚打完这句，再一看，众人纷纷退群了。

老郝说

所谓疑病症是指某人总是认为自己患有某种疾病，并且不断去医院进行化验，即使医生认为化验结果显示他没有这种疾病，他也不接受这样的判断。个体可表现为全身不适、某一身体部位的疼痛或功能障碍，也有可能是某种具体的疾病，常伴有焦虑、恐惧等症状。具体来说，疑病症的心理障碍主要有两种。一种是疑病感觉，另一种是疑病观念。

发病通常与不良的社会心理因素、人格特征有关。治疗应以心理治疗为主，辅以药物及其他物理治疗，从而帮助个体改变自己对躯体症状的看法，降低对身体状况的关注度。

迷失的 "气功大师"

1

周六早上，黄老太约我和老周晨练。6点钟我准时来到公园，热身之后，开始打太极拳。

我和老周的太极拳都是黄老太教的，她性子直，没耐心学真正的太极拳，就自创了一套 "太极拳"。她说，别管什么门派、什么正统，太极拳和广场舞一样，就是将舞蹈动作、慢动作打一遍，干啥不是健身？

所以我们每次练太极拳，都会招来同行的鄙视。

"老郝，你看，'杨过' 又在练功了。" 黄老太小声地在我耳边低语道。

她口中的 "杨过" 真名叫杨德明，以前在机床厂上班，因为一次意外事故，左手被砸伤了，抬起来都费劲，工友们就开玩笑叫他杨过，这个名字渐渐就传开了。

老杨在大家眼中是个 "怪人"，他性格孤僻，言语不多，平日里很少与人交流，病退后开始钻研气功，每次看到他不是在用头撞树，就是在大石头上打坐。

黄老太："这老杨平日里不都是在石头上打坐吗？怎么今天改草地了？"

"这你就不知道了吧，春天到了，万物复苏，草地上练功才能吸收天地精华，补元气。" 老周摸着下巴，插话道。

黄老太："那他手里还攥着一把植物，这又是闹哪出？"

老周："可能是艾草，《本草纲目》记载，艾草全草入药，有温经、去湿、散寒、止血、安胎等作用。"

黄老太："你看他头顶，在冒热气，这是咋回事呢？"

老周："这是他在用内力逼出体内冬日积蓄已久的寒气。"

黄老太对老周是佩服得五体投地，就在老周扬扬得意的时候，老杨起身了，我拉着他俩过去打招呼。

我："老杨，练功呢？"

老杨擦擦汗，答道："嗯。"

我："问你个事儿呗。"

老杨："说。"

我："你练功的时候，头顶冒烟是咋回事儿？"

老杨："喝了碗豆浆，热出的汗。"

我："哦，这么回事。"

老周："……"

我："那你手里拿的什么啊？"

老杨："路边摘的野菜，回家包饺子吃。"

我："哦，原来这样啊。"

老周："……"

我："那你今天为什么不在石头上练功，而是在草地上练功呢？"

老杨："没看到石头上有狗屎吗？"

我："哟，还真是。"

老杨转身离去，老周脸都绿了，恨不得找个地缝钻进去。

2

我们继续晨练，老杨照样在草地上打坐。

练了不大会儿，老杨电话响了，他接通电话，对方好像很急。

老杨说道："你别急，我马上回来。"

老杨起身，拿起衣服就准备跑，我叫住他："老杨，有事儿吗？"

老杨："我爹头晕。"

我："老周开了车的，送你一程吧。"

老周："对对对，抓紧时间。"

老杨："也行。"

我们四人一起上了车，路上老杨一直闭着眼，和他说话也不理，不知道是睡着了还是在练功，不大会儿我们到了老杨家楼下。

我："老杨，我们一起上去吧，好搭把手。"

老杨："不用，你们回去吧。"老杨埋着头独自进了小区。

他媳妇在阳台上看到他下了车，焦急地大喊："老杨，快点。"

老杨看了一眼，没回话，快步冲进了电梯。

老周看了看时间，说："这个点太阳都出来了，咱们就别打太极了，我知道这街对面有一家拉面馆特好吃，咱们去尝尝吧。"

黄老太："行吧，我也饿了，咱们吃面去。"

停好车，我们来到面馆。这是一家兰州拉面馆，味道正宗，黄老太连汤都喝完了，老周一口气吃了两碗。

过了半个小时，我们走出面馆，老周望着老杨家，说道："老杨他爹没事儿吧？"

黄老太："也没听到救护车的声音，要不我们去看看？"

老周："看啥啊，就老杨那性子，给不给开门都说不准呢。"

就在这个时候，老杨的媳妇出来了，见着我们，便过来打招呼："你们送老杨回来的？谢谢了啊。"

"这有啥，应该的，老杨经常在公园练功，我们常见面，熟人了。对了，老杨他爹咋样啦？"老周到哪儿都是一副自来熟的样子，跟谁都有话说。

"就是头晕，老杨看了，说没问题，让我下来买早点。对了，我叫魏淑芬，都叫我魏大姐，你们也练功吗？"

老周："练啥功？"

魏大姐："气功。"

"没有，我们是打太极的，四两拨千斤。"老周边比画边说道。

魏大姐："还好你们没练气功，别跟老杨似的，走火入魔。"

老周："老杨咋啦？"

魏大姐："他啊，一天到晚神神道道的，每天雷打不动练三次，这都练了十多年了，脑子都练坏了。"

老周："怎么个坏法？"

魏大姐："有病不去医院，在家练功治病，治不好就自己抓草药熬，正常人谁能干出这种事？"

"气功真能治病？他治好了吗？"黄老太问道。

魏大姐："好啥啊，有一次他发烧快40摄氏度了，烧得直说胡话，就是不肯去医院，还在那儿打坐，我打的120才给送到医院去。生病了不是拖好的，就是我偷偷把药放在豆浆里给他喝。"

老周："他是怎么练上气功的？"

魏大姐："说来话长，早些年老杨在机床厂上班，卸机械时左手被砸骨折了，厂里催生产，骨头还没恢复好呢，才养了一个月他又去上班。都说伤筋动骨一百天，没养好咋能使力气呢，后来就落下了病根。从那以后，他那只手就使不上力，抬起来都费劲。后来经人介绍，认识了一个气功大师，据说这个大师用气功看好了不少病，救了不少人。我和老杨去看了大师，大师一听说看骨头，就开始表演了。"

"表演啥？胸口碎大石？"黄老太一脸疑惑道。

魏大姐："不是，大师一听说是看骨头，就随手抓了一只鸡，双手合力将鸡脖子拧断，那只鸡吊着头在地上打滚，看着就疼。大师对着鸡就开始发功，发完功在鸡身上一阵捋饬，嘿，你别说，那鸡又站起来了，活蹦乱跳的，我俩当时都傻眼了。"

老周："邪门儿，气功这么厉害？"

魏大姐："我以前也不信，那天可是我亲眼所见，假不了。我赶紧求大师也给老杨发功治病，大师说，鸡骨头软，人骨头硬，靠他发功是治不好老杨的手的，需要老杨自己练功，'过三关'。"

老周："什么是'过三关'？"

魏大姐："'过三关'是气功修炼的三层境界，第一层是打通任督二脉，第二层是开天眼，第三层是羽化登仙。老杨对大师那是深信不疑，当即就交了供养钱，就跟着大师学习气功。"

老周："啥是供养钱？"

魏大姐："就是供养他的钱，每个月都交，相当于一个月工资。"

老周："有多少弟子供养他？"

魏大姐："小儿百人，人家大师说了，'饱暖思淫欲'，交供养钱是为了断弟子的尘念，让大家安心练功。"

"啧啧啧，大师这算盘打得可够精的。"老周啧啧称赞。

黄老太："你别说，那个年代挺流行的，只是我们接触得少，老郝应该知道吧。"

我："我们现在看来这种骗术很低劣，可在 20 世纪 80 年代，中国曾掀起一阵全民气功热，鹤翔桩、大雁功，甚至还有电子气功等都盛极一时。经过几年的发展，到 80 年代中期达到鼎盛，气功迷达到 5000 余万人，相关报刊几十家，各种气功医疗院、气功表演会、气功练习团遍地开花。

"某地经常有一群人练功，每个人都头顶大锅，这口锅叫'信息锅'，据说可以用来接收宇宙的大气场和外星信息，达成天人感应。那个年代的'大师'辈出，我记得有一个姓严的伪气功大师，号称使用气功参与了大兴安岭火灾的灭火工作，1987 年大兴安岭发生火灾，那是一次非常严重的森林火灾。严大师通过'气功'预言 3 日后大火会熄灭，并发功灭火。那场大火的熄灭时间基本和大师所说吻合，严大师一'功'成名。"

黄老太："大火真是他灭的？"

我："啥啊，这是消防官兵经连夜奋战才灭的火，严大师不是发功，是抢功。一直到 1994 年，中央发布了《关于加强科学技术普及工作的若干意见》，点明要破除伪科学，伪气功才在讨伐下渐渐偃旗息鼓，但并没有销声匿迹。时至今日，一些地方尤其是农村地区仍然有'气功大师'的身影。"

黄老太听得入迷，突然想起了什么，便问道："那老杨练得怎么样？"

魏大姐："刚开始似乎有点用，那段时间手真的有劲儿了。"

黄老太："真有用啊？"

魏大姐："有啥用啊，后来我算琢磨出来了，那根本就是因为他天天练功，没时间下重力，手自己恢复的。"

黄老太："那任督二脉打通了吗？"

魏大姐："练功的第二年就打通了，还是大师亲自给打通的。"

黄老太："打通之后有啥变化？"

魏大姐："老杨说他感受到真气在任督二脉中运行，那几天他很兴奋，精力充沛，以前的疾患明显减轻或痊愈，尤其是便秘，都恢复到了正常状态。"

"哟！这么好的效果，那我也该练练。"老周插话道。

魏大姐："啥啊，我后来琢磨，多半是那几天恰逢单位发了几箱香蕉，他一天吃八根，多半是香蕉通的便。"

老周："老杨现在练到什么程度了？"

魏大姐："在打通任督二脉后的第八年，大师给开了天眼。"

老周："开了天眼是啥样？"

魏大姐："知天命，看三界，读生死，见轮回。"

老周："这啥意思呢？"

魏大姐："我哪知道，我也是听老杨说的，他也没说是啥意思。"

老周："大师不给你解释吗？"

魏大姐："别提大师了，就在老杨开天眼的当天下午，大师和小混混打起来了，大师说他神功护体、刀枪不入。对方一刀捅过去，大师血喷三尺高，捂着伤口被对方一伙人满大街追着砍，后来掉进粪坑里淹死了。"

老周："就这么死啦？他可是开了天眼的人，看不到自己会掉粪坑里吗？"

"我也是这么说的，可老杨他们一群弟子还筹钱厚葬了大师，他们绝口不提大师是掉粪坑里淹死的，都说是进修到第三层境界羽化登仙了。大师这一走，也挺好的，至少我们家每个月都省了供养钱。"说到这里，老杨媳妇嘴角露出了一丝笑意。

老周："所以老杨就一直练功到现在？"

魏大姐："可不咋的，越往后越神神道道的，提前五年就申请病退，就为了专心在家打坐练功。家里一来个人吧，他要么就是不理会人家，要么就是用天眼给人家看生死祸福，这谁受得了。所以，这些年都没有亲戚来我们家了，我看他这气功真的是练得走火入魔了。"

老周："他平时都是怎么练功的？"

魏大姐："每天'三功'：早上6点准时起床打坐一小时，这叫浴晨功；中午12点运气一小时，这叫顶阳功；晚上7点打坐一小时，这叫辞暮功。"

"这练气功都这么邪性吗？"黄老太问道。

我："也不是，练气功本身不会练出精神病，练出问题的人基本上之前就有精神障碍倾向，或者有家族精神病史，加上练功方法被人误导和忽视心理因素在练功时的影响，就会导致走偏。只要在练气功的时候注意修身养性、调理身心、合理作息和饮食，练气功也是很好的锻炼项目。"

3

大家越说越高兴，我突然想起一件事，便问道："对了，魏大姐，你家老爷子以前头晕过吗？"

"去年好像晕过一次，他有高血压，休息一下就好了。"魏大姐说。

"你出来的时候，老爷子好些了吗？"我问道。

"没有啥好转。"魏大姐思索道。

"这有一阵了也没听见救护车的声音，还故意把魏大姐支开，会不会是老杨自己在给他爹发功治病？"我怀疑道。

听我这么一说，大家纷纷点头。魏大姐急了，拉着我说道："他以前经常自己运功治病，你这么一说，我还真觉得悬，要不你们陪我去看看吧。"

"那咱们看看去吧。"我说。

我们仨跟着魏大姐一路小跑来到他家门口，魏大姐打开门，房间里一股烧香的味道，我顺着烟味来到了卧室门口。

"应该是这个房间里传出来的，这是谁的房间？"我问。

"这是他爹的卧室。"魏大姐咚咚咚一阵敲门，说，"老杨，你在里面吗？快开门啊。"

里面没有回应，耳朵凑近能略微听到有动静。

"老杨，快开门，你在里面鼓捣什么呢？爸在里面吧，他好了吗？"魏大姐着急地说。

仍然没有回应，我检查了旁边卧室的锁具，都是那种简单的扣锁，怕耽误老爷子的病情，事不宜迟，我往后退了几步，飞跑过去踹在门锁上，门被踹开了。屋子里插满了香，烟雾弥漫，老杨他爹躺在地上昏迷不醒，老杨正对他爹盘坐着，伸直双手正在发功，见我进来后大声呵斥道："出去，你们会乱了我的气场，快出去。"

我俯身检查他爹的心跳，说道："老黄，赶紧打120，老周，将门窗全部打开散气。"

魏大姐都急哭了，双手颤抖着，说："老杨，你说你这是干吗啊，别弄出人命啊。"

老杨脸憋得通红，跺脚说道："我爸是邪气入脑，我正在发功，你们这样会乱了他的心智，让他走火入魔的。你们这是在杀人，你们是在杀人，杀人啦。"

我和老周协力将老杨拖出房间，老杨歇斯底里地叫着，小区物业赶紧报了警。

五分钟后，救护车到了，黄老太和魏大姐陪着老杨他爹一起去了医院。

　　六分钟后，警察到了，老周和我跟着老杨一起进了派出所。

　　我和老周将事情的来龙去脉跟警察说了一遍，警察向老杨核实，老杨却一直低着头，打死也不说。

　　半小时后，黄老太打来电话，说老爷子醒了，高血压，再晚点送过去麻烦就大了。

　　我走到老杨面前，对他说："老杨，你爸醒了，是高血压导致的晕倒，不是邪气入脑，再晚点过去估计就站不起来了。"

　　老杨抬起头，看了我一眼，低着头继续沉默。

　　这时，一个短发老太太和一个小伙子急匆匆地走进派出所，指着老杨骂道："就是他，把我家老头子给烧伤了。"

　　小伙子拍着桌子怒吼道："我爸跟你无冤无仇，你为什么要害他？"

　　警察及时上前制止，短头发老太太哭着说道："我老头子身体不好，有心脏病，在公园认识他之后就跟着练气功。我们原想着练气功也没啥，就当锻炼身体，也就没阻拦。昨天晚上，他给我老头子运功疗伤，用草纸烧我老头子，老头子晕倒在家中，他自己倒是拍屁股走了。我们发现后赶紧把老头子送去了医院，今天人才醒来，我们才知道是他放的火。"

　　小伙子指着老杨，对警察说："警察同志，把他抓起来，这种人妖言惑众，就应该拉去枪毙。"

　　老杨不言语，看了眼墙上的表，刚好 12 点。他起身整理好衣服，然后盘腿而坐，手指交叉，掌心向上，置于腹部，开始运气，练起了顶阳功。

　　小伙子气得青筋暴突，抄起椅子就要朝老杨砸过去，被警察一把抓住。

　　"住手，这儿是派出所。"警察大声呵斥道。

　　小伙子喘着粗气，放下了椅子，老杨纹丝不动，继续练功。

我们做了笔录后，从派出所出来，老杨因故意伤害他人，留在里面了。

4

两个月后，警方申请市精神病医院司法鉴定所先后两次在看守所和精神病院对老杨进行鉴定。最终鉴定报告认定，老杨属于"气功所致精神障碍"，不具有刑事责任能力，并安排相关鉴定医生出庭做证。

半年后，在一个阳光明媚的早上，我和李护士查房时，看到一个新来的患者面朝太阳坐在床上，盘腿而坐，掌心向下，搓着裤子。

李护士说是昨晚转院过来的。

这个身影很熟悉，我走过去一看，是老杨。

我："老杨，好久不见。"

老杨看到我，笑着说道："你好。"

我："又练功呢？可不能练了，之前就差点弄出人命，再练会出大问题的。"

老杨："没练，早治好了。"

我："没练？那你这是干吗？"

老杨摸着头，笑嘻嘻地说："昨晚尿床了，晒晒。"

我："……"

老郝说

- -

根据《中国精神障碍分类与诊断标准（第三版）》（CCMD-3），气功所致精神障碍是一种与文化相关的精神障碍，是指由于气功操练不当（如每日练习过多），处于气功态时间过长而不能收功的现象，表现为思维、情感及行为障碍，并失去自我控制能力，俗称"走火入魔"。

个体的症状通常在练气功时出现，并在结束练功时迅速消失，症状反复出现且无法自控。个体会出现精神病性症状，如幻听、妄想等；癔症样综合征；神经症样综合征。个体的社会功能受损，病程短暂，经脱离现场，中断练功，给予适当处理后很快恢复。

图书在版编目 (CIP) 数据

狂想游乐园：曲折离奇的精神科故事 / 郝文才著 . —北京：中国法制出版社，2021.4

ISBN 978–7–5216–1588–3

Ⅰ. ①狂… Ⅱ. ①郝… Ⅲ. ①心理疾病—普及读物 Ⅳ. ① R395.2–49

中国版本图书馆 CIP 数据核字（2021）第 017741 号

策划编辑：陈晓冉（chenxiaoran 2003@126.com）

责任编辑：陈晓冉（chenxiaoran 2003@126.com） 封面设计：李宁

狂想游乐园：曲折离奇的精神科故事

KUANGXIANG YOULEYUAN : QUZHE LIQI DE JINGSHENKE GUSHI

著者 / 郝文才

经销 / 新华书店

印刷 / 三河市紫恒印装有限公司

开本 / 880 毫米 × 1230 毫米 32 开 印张 / 8.5 字数 / 220 千

版次 / 2021 年 4 月第 1 版 2021 年 4 月第 1 次印刷

中国法制出版社出版

书号 ISBN 978–7–5216–1588–3 定价：49.80 元

北京西单横二条 2 号 邮政编码 100031 传真：010–66031119

网址：http://www.zgfzs.com 编辑部电话：010–66071900

市场营销部电话：010–66033393 邮购部电话：010–66033288

（如有印装质量问题，请与本社印务部联系调换。电话：010–66032926）